JN028191

医療者のための LGBTQ 講座

総編集　吉田絵理子　一般社団法人にじいろドクターズ／川崎協同病院 総合診療科／東京慈恵会医科大学 臨床疫学研究部

編集　針間　克己　はりまメンタルクリニック

金久保祐介　一般社団法人にじいろドクターズ／亀田ファミリークリニック館山 家庭医診療科／東京慈恵会医科大学 臨床疫学研究部

久保田　希　一般社団法人にじいろドクターズ

坂井　雄貴　一般社団法人にじいろドクターズ／ほっちのロッヂの診療所

山下　洋充　一般社団法人にじいろドクターズ／河北家庭医療学センター

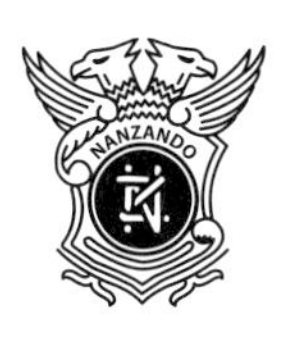

南山堂

執筆者一覧

青木　昭子	東京医科大学八王子医療センター リウマチ科
生島　　嗣	認定NPO法人 ぷれいす東京
池袋　　真	昭和大学 医学部産婦人科学講座
石丸径一郎	お茶の水女子大学 生活科学部 心理学科
遠藤まめた	一般社団法人にじーず
岡田　実穂	Broken Rainbow - japan
桂木　祥子	特定非営利活動法人Queer and Women's Resource Center (QWRC)
金井　　聡	LGBTハウジングファーストを考える会・東京
金久保祐介	一般社団法人にじいろドクターズ／亀田ファミリークリニック館山 家庭医診療科／東京慈恵会医科大学 臨床疫学研究部
久保田　希	一般社団法人にじいろドクターズ
康　　　純	関西大学 保健管理センター
坂井　雄貴	一般社団法人にじいろドクターズ／ほっちのロッヂの診療所
嶋根　卓也	国立精神・神経医療研究センター精神保健研究所 薬物依存研究部
白土なほ子	昭和大学 医学部産婦人科学講座
杉山由加里	社会医療法人宏潤会 だいどうクリニック 在宅診療部／小児科
鈴木　朋絵	鈴木法律事務所
関沢　明彦	昭和大学 医学部産婦人科学講座
谷口　俊文	千葉大学医学部附属病院 感染制御部 感染症内科
土岐　紗理	亀田総合病院 泌尿器科
永易　至文	特定非営利活動法人 パープル・ハンズ
林　　直樹	東京武蔵野病院 精神科／しらかば診療所
原田　芳巳	東京医科大学 医学教育学分野／東京医科大学病院 総合診療科
針間　克己	はりまメンタルクリニック
日高　庸晴	宝塚大学 看護学部
藤井ひろみ	大手前大学 国際看護学部
松本　武士	カラフル@はーと／にじいろリハネット
三輪美和子	特定非営利活動法人LGBTの家族と友人をつなぐ会・東京
武藤　安紀	カラフル@はーと
村木　真紀	認定NPO法人虹色ダイバーシティ　理事長
山下　洋充	一般社団法人にじいろドクターズ／河北家庭医療学センター
湯本　洋介	独立行政法人国立病院機構 久里浜医療センター 精神科
ヨ　ヘイル	ネクスDSDジャパン：日本性分化疾患 患者家族会連絡会
吉田絵理子	一般社団法人にじいろドクターズ／川崎協同病院 総合診療科／東京慈恵会医科大学 臨床疫学研究部

（五十音順）

序

20歳の時に母の墓石の前で「私は変態だ，どうやってこれから生きていったらいいのだろうか」と大泣きしたことがあります．自分の恋愛対象は女性なのだと気付いた時のことです．あれから約20年が経過し，本書を皆様のお手元にお届けでき，医師として，またセクシュアリティについて悩んできた1人として，感無量です．

性の多様性と医療については，短時間の講演や，単発の原稿ではなかなか伝えきれません．もっと学びたいと声をかけてくれた医師に「まずこれを読めば，ある程度解決できる」という日本語の書籍が見当たらず困っていました．そんな折に，月刊誌『治療』で全20回の連載「ジェネラリストのためのLGBT講座」を掲載することができました．その内容をベースに，連載で扱えなかった項目も加え，本書が完成しました．様々な分野の第一線でご活躍され，ご多忙にも関わらず執筆くださった皆様に心より感謝を申し上げます．

本書の前半では学術的ベースに基づいた医療的な知識，後半では様々な支援に携わる方々の実践知が示されています．著者の方々の力強い言葉により，LGBTQの人々の多様性が浮かび上がるような一冊となりました．医療現場で働くすべての方々，また医療系学生の教育に携わる教員の方々にも役立つ書籍になったと確信しています．

40歳を超え，やっとセクシュアリティは人生を豊かにしてくれるものだと感じられるようになりましたが，そう思えないような経験も多々してきました．どんなセクシュアリティであっても「このように生まれてきて幸せだ」と思えるには，個人の努力ではどうにもならないことも多く，社会が変わっていく必要があります．社会を変えるというと大事に聞こえるかもしれませんが，はじめの一歩は知ることから始まります．本書が，医療者の方が性の多様性について知り学ぶための一助となることを，さらには，どのようなセクシュアリティの人でも当たり前に，日本全国どこででも安心して適切な医療を受けられる社会作りの一助となることを，心より願っています．

2022年2月

吉田絵理子

目　次

第1章　総　論

第2章　医療一般

第3章　研　究

第4章　セクシュアリティ

第5章　ライフコース

第 6 章 専門科の視点

第 7 章 支援・啓発・教育

第 8 章 団体紹介

第 9 章 まとめ

巻末付録

第 1 章

総　論

01

医療者がなぜLGBTQについて学ぶ必要があるのか

POINT

- これまでの日本で行われた主な調査にてLGBTQに相当した人は1.6～10.0％であった．
- LGBTQの人々はさまざまな健康リスクに晒されやすく，その背景には異性愛主義や男女二元論に基づく社会構造によって生じる偏見や差別がある．
- 性の多様性に関する医療者の知識不足や配慮の欠如は，LGBTQの人々の医療アクセスへの障壁の一端となり得る．
- 健康の社会的決定要因に対するアドボケイトも医療者の役割の1つである．

＊本書では，セクシュアル・マイノリティの人々を表す包括的な総称としてLGBTではなくLGBTQを採用した．LGBTQについては下記を参照．

LGBTQとは，Lesbian レズビアン（性自認が女性で，女性に恋愛や性愛の感情を抱く人），Gay ゲイ（性自認が男性で，男性に恋愛や性愛の感情を抱く人），Bisexual バイセクシュアル（自分と同じ性別，異なる性別，どちらの人にも恋愛や性愛の感情を抱きうる人），Transgender トランスジェンダー（出生時に指定された性別と性自認とが一致しない人），Questioning クエスチョニング（セクシュアリティを探求中の人，セクシュアリティを決めつけたくない人）やQueer クイア（主流文化から周縁化された人々や集団を指す当事者達による肯定的な表現）の頭文字を合わせた言葉である．L・G・B・T・Qの頭文字ですべてのセクシュアリティを表現できているわけではなく，セクシュアリティの多様性については他項で詳しく紹介する（第2項 p.7）．

I LGBTQの人々の人口割合

読者のなかには，LGBTQの患者を診療したことはなく，自分の周囲にはLGBTQの人はいないと感じている方がいるかもしれない．それは本当だろうか？ これまでに日本で行われた代表的な調査の結果をみていただきたい（**表1-1**）[1～6]．これらの調査結果をそのまま日本全体や各地域のLGBTQの人口割合として一般化することはできないが，医療者はLGBTQの人々を日常的に診療していると推測される．しかし医療機関でカミングアウトをするLGBTQの人は少なく，診療していても気づいていないと考えられる．いまの日本においては，LGBTQの人々は身近にいないのではなく，いたとしてもみえにくい存在であるといえるだろう．

表1-1 日本で実施されたLGBTQの人口割合に関する調査

実施団体	実施年	調査方法	対象者	有効回答	セクシュアル・マイノリティの定義＊1	左の定義の回答をした人の割合(%)
日本労働組合総連合会	2016	モニター型インターネット調査 各セル(出生時の性別×年代)の構成比が均等になるように割付	全国の20～59歳の有職者1,000名(自営業者，家内労働者は除く)		レズビアン，ゲイ，バイセクシュアル，トランスジェンダー，アセクシュアル，その他	8.0
LGBT総合研究所	2019	モニター型インターネット調査20～69歳男女の人口構成比に応じたウェイトバック集計	20～69歳の42万8千人	81.3%	シスジェンダー(出生時の指定性別に対し同一感を抱いている人)かつ異性愛の人以外	10.0
電通ダイバーシティ・ラボ	2020	モニター型インターネット調査	20～59歳の6万人		異性愛者であり，生まれたときに割当てられた性と性自認が一致している人以外	8.9
名古屋市総務局総合調整部男女平等参画推進室	2018	住民基本台帳から無作為抽出，郵送配布・郵送回収	名古屋市内に居住する18歳以上の1万人	46.6%	性的少数者の当事者であるか，との問いにはいと答えた人	1.6(無回答3.2)
「働き方と暮らしの多様性と共生」研究チーム	2019	住民基本台帳の無作為抽出郵送配布，郵送またはwebで回答	大阪市の住民基本台帳に登録されている18～59歳の15,000人	28.6%	ゲイ，レズビアン，バイセクシュアル，アセクシュアル，トランスジェンダー	3.3＊2
埼玉県県民生活部人権推進課	2020	住民基本台帳に基づく層化二段無作為抽出郵送配布，郵送・インターネット併用回収	埼玉県内に住む満18歳以上64歳以下の15,000人	37.6%	トランスジェンダー，レズビアン・ゲイ，バイセクシュアル，アセクシュアル，異性愛者ではなくクィア・パンセクシュアルなどの別のアイデンティティ，性的指向をまだ決めていないなどと答えた人	3.3

日本では無作為抽出法を用いた全国規模でのセクシュアリティの調査は行われておらず，LGBTQの人口割合に関する正確な情報はいまのところない．モニター型インターネット調査では対象者を無作為抽出で選んでいないため，これらの結果を一般集団に当てはめることはできない．また名古屋市，大阪市，埼玉県では無作為抽出法を用いた研究が行われているが，有効回答率が低く，結果の解釈には注意を要する．いずれの調査にも共通することだが，アンケート形式で性自認や性的指向についての調査を行う際には，自己申告制にならざるを得ない．当事者のなかには率直に回答することに抵抗を感じる方もいるため，無回答や実際とは異なる回答が増える可能性が常にある．無作為抽出法からみたセクシュアル・マイノリティ人口については，他項の表も参照されたい(**表9-1**，p.50)
＊1：それぞれの調査におけるセクシュアル・マイノリティの正確な定義は文献を参照．
＊2：性的指向に関して「決めたくない・決めていない」と答えた人を含めると8.2%．

II LGBTQの人々が晒されている健康格差

性自認(性別に関する自己認識・アイデンティティ)や性的指向(どのような性別の人に恋愛や性愛の感情を抱くか)は単なる趣味嗜好ではなく，生活と深くかかわるアイデンティティの1つである．われわれの暮らす社会では暗黙の異性愛主義や男女二元論が前提となっており，生活の場においてLGBTQの人々は周縁化されやすい．たとえばLGBTQの人々は，学校でいじめにあったり[7, 8](第8項 p.40)，就業に困難を抱えやすい現状がある[9](第26項 p.136)．そのような過程を通してLGBTQ当事者は自分自身に対してもスティグマを抱きやすく[10](第6項 p.26)，抑うつや希死念慮，不安障害や物質依存などのリスクが高いことが報告されている[11〜13]（第7項 p.32）．このような状況から，現在の日本においてLGBTQであることは健康の社会的決定要因の1つであるといわざるを得ない．実際に，LGBTQの人々は一般的な健康問題に加えて，さまざまな健康格差に晒されているとの報告が複数ある（第10項 p.54，第11項 p.60）．LGBTQの人々の診療に携わる際に，このような社会的背景を理解しておくことはとても重要である．

さらに法律上の課題もある（第28項 p.144）．2021年9月現在，日本では同性同士では法律上の婚姻関係を結ぶことができないだけではなく，性自認や性的指向に基づく差別を禁止する法律がいまだにない．また，トランスジェンダーの人々が戸籍上の性別を変更するための要件として，「性同一性障害者の性別の取扱いの特例に関する法律」にて「生殖腺がないこと又は生殖腺の機能を永続的に欠く状態にあること」，「現に未成年の子がいないこと」という厳しい制約があり，人権侵害にあたると国際的に批判されている．これらの法整備は，社会保障にとどまらず，LGBTQに対するスティグマを払拭し，LGBTQであることが健康の社会的決定要因の1つといわざるを得ない現状を改善する大きな一助となり得るだろう．

Ⅲ 医療者の知識不足によって起こっていること

医療現場においてもLGBTQの人々は周縁化されやすい．2つの事例を紹介する．

事例1：30代男性．交通事故に遭い多発骨折および脳挫傷を生じ緊急入院となった．一緒に暮らしている男性のパートナーがおり，本人から主治医にその事情を伝えたうえでパートナーとの面会を希望した．しかし「病院のルールとして重傷者の面会は法律上の親族に限っている．どのような関係性であっても，法律上かかわりのない人の面会は許可できない」といわれ，面会を許可してもらえなかった．

事例2：20代，出生時に指定された性別は女性，性自認は男性．ホルモン療法を行っているが性別適合手術は受けておらず，法律上の性別変更はしていない．普段は通称名「田中太郎」として生活しているが，戸籍上の氏名は「田中すみれ」のままで変更していない．数日前から強い腹痛があったが，以前病院に受診した際に見た目と戸籍上の性別とにギャップがあることで何度も本人確認をされたことがあり，同じ経験をしたくないと思い受診を控えていた．腹痛は徐々に悪化し耐えきれなくなり，救急車を要請した．救急隊に性別違和との診断でホルモン療法を受けていると告げた．救急隊が連絡した複数の病院から「そういった人を診たことがないので受けられない」と搬送を断られ，診察を受けるまでに長い時間を要した．

事例1では，希望する人との面会という患者の権利が奪われている．法的な家族のみに面会を限るというルールに法律上の根拠はないにもかかわらず，同性パートナーが面会や看取りの同席を許可してもらえなかったという報告が後を絶たない．さらに婚姻関係のない異性のパートナには面会や看取りの立会いを許可しているが，同性パートナーに許可していないという病院もある[14,15]．この背景には，暗黙の異性愛主義があると推測される．

事例2は，医療者にトランスジェンダーに関する適切な知識がなかったことにより，病院受診の際に不快な思いをしたことが受診抑制につながっている．さらに救急要請後にも，知識がないことが医療者側からの受診拒否につながっており，病状悪化に直結した可能性が否定できない．事例2は特殊な例ではなく，日本で行われた調査で，トランスジェンダーの約半数の人々が，医療機関に受診した際に不快な経験をしたり，受診をためらったことがあると答えている[16]．

このように，たとえ差別しようという意識がなかったとしても，医療者に知識が不足していたり配慮が欠けていることが，時には病状に影響を及ぼす可能性がある．医療者が性の多様性について適切な知識をもち，社会的な背景を理解し，適切な言葉の選択などの技術を身につけることは，どのようなセクシュアリティの人であっても安心して受診できる環境作りにつながるだろう．また，患者だけではなく医療スタッフとして働く人のなかにも当然LGBTQの人々は存在している．受診環境を整えるのと同時に，多様なセクシュアリティの人々が働きやすい職場環境作りも進めていく必要がある(第26項 p.136)．

Ⅳ 上流に目を向けて

ここまで述べたように，暗黙の異性愛主義や男女二元論に基づく社会において，可視化されにくいLGBTQの人々は時に周縁化されやすく，健康格差が生じている．健康格差をなくしていくためには，医療機関で適切な診療を提供するだけではなく，健康の社会的決定要因を生み出す“上流”に目を向ける必要がある．世界医師会は，社会的な背景にかかわらず医療サービスに公平にアクセスできるようなアドボケイト(声をあげにくい患者の権利を代弁・擁護)することを医療者に求める声明を出している[17]．LGBTQの人々に関しても，医療者にできるアドボケイトがある．たとえば，学校で性教育をする機会があれば，そこで性の多様性について説明し肯定的なメッセージを発信することができる(第27項 p.140)．また，上記のような法制度に対して，ウェルビーイングを高めるという点から声をあげることもできだろう．

筆者はLGBTQについて学ぶことは，異文化感受性を育み，セクシュアリティに限らず身近に存在している多様性について気づく1つの大きなきっかけになり得ると感じている．またセクシュアリティは，セクシュアル・マイノリティと呼ばれる人々にのみかかわることではなく，すべての人にかかわることである．性の多様性を学ぶことで，読者自身を含む一人ひとりの生き方についてみつめなおす機会にしていただけたなら，このうえなく喜ばしい．本書が，医療者としてだけではなく，生活を営む1人の人としての読者に届くよう願っている．

参考文献

1) 電通ダイバーシティ・ラボ：LGBTQ＋調査. 2020.
https://www.dentsu.co.jp/news/release/pdf-cms/2021023-0408.pdf

2) 日本労働組合総連合会：LGBTに関する職場の意識調査. 2016.
https://www.jtuc-rengo.or.jp/info/chousa/data/20160825.pdf

3) LGBT総合研究所：LGBT意識行動調査. 2019.
https://www.daiko.co.jp/dwp/wp-content/uploads/2019/11/191126_Release.pdf

4) 名古屋市：性的少数者（セクシュアル・マイノリティ）など性別にかかわる市民意識調査報告書（市政情報）.
http://www.city.nagoya.jp/sportsshimin/page/0000112536.html

5) 釜野さおり, 石田 仁, 岩本健良, 他：大阪市民の働き方と暮らしの多様性と共生にかんするアンケート報告書（単純集計結果）. 2019.
https://osaka-chosa.jp/files/osakachosa_report.pdf

6) 埼玉県：多様性を尊重する共生社会づくりに関する調査報告書. 2021.
https://www.pref.saitama.lg.jp/documents/183194/lgbtqchousahoukokusho.pdf

7) いのちリスペクト. ホワイトリボン・キャンペーン：LGBTの学校生活に関する実態調査（2013）結果報告書. 2014.
https://sogilaw.org/attachment/cfile8.uf@260C904153733B28023716.pdf

8) 日高庸晴：LGBT当事者の意識調査「REACH Online 2016 for Sexual Minorities」. 2016.
http://www.health-issue.jp/reach_online2016_report.pdf

9) 認定NPO法人虹色ダイバーシティ, 国際基督教大学ジェンダー研究センター：nijiVOICE2020.
https://nijibridge.jp/wp-content/uploads/2020/12/nijiVOICE2020.pdf

10) Hatzenbuehler ML, Pachankis JE：Stigma and Minority Stress as Social Determinants of Health Among Lesbian, Gay, Bisexual, and Transgender Youth：Research Evidence and Clinical Implications. Pediatr Clin North Am, 63 (6)：985-997, 2016.

11) King M, Semlyen J, Tai SS, et al：A systematic review of mental disorder, suicide, and deliberate self harm in lesbian, gay and bisexual people. BMC Psychiatry, 8：70, 2008.

12) Reisner SL, White JM, Bradford JB, Mimiaga MJ：Transgender Health Disparities：Comparing Full Cohort and Nested Matched-Pair Study Designs in a Community Health Center. LGBT Health, 1 (3)：177-184, 2014.

13) Terada S, Matsumoto Y, Sato T, et al：Suicidal ideation among patients with gender identity disorder. Psychiatry Res, 190 (1)：159-162, 2011.

14) 宮崎市 文化・市民活動課：性的少数者に関する医療機関向けアンケート.
https://www.city.miyazaki.miyazaki.jp/fs/3/7/2/6/4/6/_/372646.pdf

15) 三部倫子：「LGBTの患者対応についての看護部長アンケート」結果. 2019.
https://researchmap.jp/multidatabases/multidatabase_contents/download/259573/d34495057f7ccb9e09de1d2154c088a3/20505?col_no=2&frame_id=498252

16) 金子典代, 浅沼智也, 平尾春華, 他：GID/GD/トランスジェンダーの当事者の医療アクセスの現状. 2020.
https://teamrans.jp/pdf/tg-gid-tg-research-2020.pdf

17) World Medical Association：WMA Statement on Inequalities in Health. 2020.
https://www.wma.net/policies-post/wma-statement-on-inequalities-in-health/

（吉田絵理子）

02

性の多様性についての総論

POINT

- セクシュアリティ（性のあり方）は男女の二元論ではなくグラデーションで表現され，個人で異なるものである．
- 性的指向は恋愛や性愛の対象として魅力を感じる性，性自認は自分がアイデンティティをもっている性のことであり，異なる概念である．
- 医療者が患者のセクシュアリティについて知ることには，健康リスクや特定の医療ニーズの把握，医師患者関係の構築といった意味がある．

I　セクシュアリティの概念

セクシュアリティという言葉は「性のあり方」を示す広い概念である．WHOの定義では生涯を通じて人間であることの中心的側面をなす性のあり方全般を指し，生物学的性，性自認と性役割，性的指向，エロティシズム，喜び，親密さ，生殖が含まれる[1]．セクシュアリティは個人で異なるものであり，**図2-1**で示すようにグラデーションを用いて表現することができるが，「男」，「女」の男女二元論のみでは説明できない．LGBTQは性的マイノリティを指す総称としても用いられるが，正確にはこうした多様なセクシュアリティの一部である．

II　性的指向と性自認

LGBTQについて理解するには，まず性的指向と性自認という言葉の定義を理解する必要がある．性的指向は恋愛感情や性的な関心がどのような性別に向くかを指す言葉であり，性自認とはどのような性別にアイデンティティをもっているかの自己認識を指す．LGBTQのうちL（lesbian）は女性として女性に，G（gay）は男性として男性に，B（bisexual）は男性・女性のどちらに対しても恋愛や性愛の感情を抱く人を指し，いずれも性的指向に関連する．T（transgender）は出生時に割り当てられた性別と性自認が一致しない人を指す．トランスジェンダーを性別違和（性同一性障害）と同一とする誤解がよくみられるが，性別違和（性同一性障害）は出生時に割り当てられた性別への違和が強い場合やホルモン療法や性別適合手術などの医療的なケアが必要とされる場合の診断名であり，トランスジェン

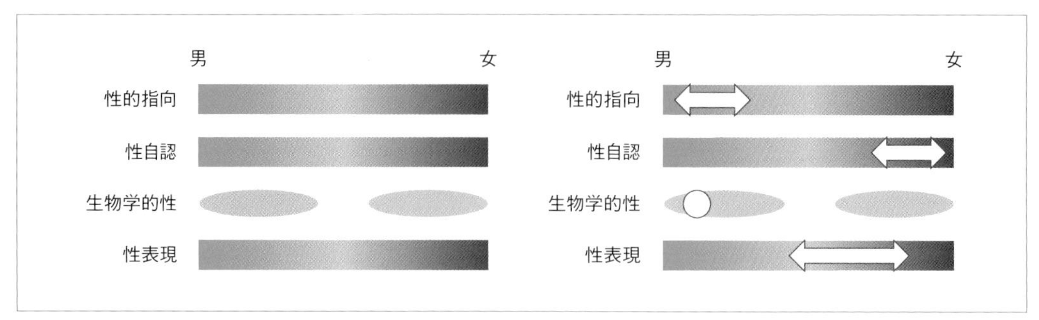

図2-1 性の多様性とグラデーション
代表的な4つの性の要素について表記．性的指向・性自認・性表現についてはグラデーションで表され，生物学的性については男性・女性それぞれにさまざまな体の状態があると表現する．
右はトランスジェンダー（MtF，トランス女性）の例．性的指向は男性，性自認は女性，生物学的性は男性，性表現は女性〜中性．これはあくまで一例であるため，個人で異なり，また時間の経過によって変化し得る．

ダーのなかには自分の性別に違和感をもつものの，とくに医療的な治療を必要としない者もいる．また，LGBTQのうちQはquestioningあるいはqueerを指す．questioningとは自身の性のあり方について決めたくない，あるいは探求中である状態を指す言葉であり，queerとは性的マイノリティ当事者が伝統的・社会的規範の枠外にあるセクシュアリティを肯定的に表現するために用いる総称である．LGBTにQを加えることによって，より多様なセクシュアリティを包括する表現として使われることが増えてきている．

このようにセクシュアリティを表現する言葉は非常に多くあり，医療者として正確な理解が必要である（代表的なものを**表2-1**に示す）．また，セクシュアリティは時間の経過によって変化することがあり，思春期には流動的であることが多いとされるが，成人でも変化し得る．セクシュアリティはLGBTQだけではなくすべての人にかかわることであるため，sexual orientation（性的指向），gender identity（性自認）の頭文字を取ったSOGIという言葉が国際的にも広く用いられるようになってきている．

COLUMN

LGBTQIAといった表現を目にしたことがあるだろうか？ Iはintersexを指し，Aはasexualを指す．このうちインターセックスは医療分野では性分化疾患（disorders of sex development：DSDs）とも呼ばれ，染色体，生殖腺，もしくは解剖学的に性の発達が先天的に非定型的である状態を指す．ただし，「疾患」という表現に抵抗感をもつ当事者もおり，体の性のさまざまな発達（differences of sex development）という表現も使われるようになってきている．性的マイノリティ（LGBTQ）という言葉は性的指向・性自認に関するマイノリティを意図して使われることも多く，身体的な性の多様性にかかわる性分化疾患と混同しないように，言葉の正確な理解が必要である．

表2-1 **セクシュアリティを表現する代表的な用語**

性的指向(sexual orientation)：愛や性愛の対象として魅力を感じる性
性自認(gender identity)：自分がアイデンティティをもっている性
生物学的性(biological sex)：生物学的に決定される性．解剖学的な性別に加え内分泌学的・遺伝的検査を要する場合もあり，必ずしも指定された性別や出生時に割り当て当てられる性別とは一致しない
指定された性別(assigned sex/assigned gender)：戸籍や保険証の性別など社会から割り当てられた性別
出生時に割り当てられた性別(assigned sex at birth)：出生時に外性器から判断される性．日本では多くの場合この性別が法律上の性として戸籍に登録される．性分化疾患では出生時に判断できないこともある
性表現(gender expression)：他者にジェンダーとして表現する性

性的指向にかかわる用語
ヘテロセクシュアル(heterosexual)：二元論的なジェンダーにおいて，自分と異なるジェンダーに魅力を感じる人
ホモセクシュアル(homosexual)：自分と同じジェンダーに魅力を感じる人
ゲイ(gay)：性自認が男性で，性的指向が男性の人(男性同性愛者)
レズビアン(lesbian)：性自認が女性で，性的指向が女性の人(女性同性愛者)
バイセクシュアル(bisexual)：性的指向が男性と女性どちらも取り得る人
パンセクシュアル(pansexual)：対象の性にとらわれずに他人に魅力を感じる人
アセクシュアル(asexual)：他人に対して性愛の感情をもたない人
アロマンティック(aromantic)：他人に対して恋愛感情をもたない人

性自認にかかわる用語
シスジェンダー(cisgender)：出生時に割り当てられた性別と性自認が一致している人
トランスジェンダー(transgender)：出生時に割り当てられた性別と性自認が異なる人
FtM (Female to Male)：出生時に割り当てられた性別が女性であったが性自認が男性である人(トランス男性とも表現される)
MtF (Male to Female)：出生時に割り当てられた性別が男性であったが性自認が女性である人(トランス女性とも表現される)
Xジェンダー(X gender)：性自認が男性または女性の一方ではない，あるいは変化する人(海外では主にnonbinaryと表現される)

その他セクシュアリティにかかわる用語
DSDs (disorders of sex development)：性分化疾患(染色体，生殖腺，もしくは解剖学的に性の発達が先天的に非定型的である状態)．differences of sex development (体の性のさまざまな発達)という表現も用いられる
インターセックス(intersex)：DSDsをもつ人と同義．国際的には当事者を中心に広く使われている
クエスチョニング(questioning)：自分のセクシュアリティを決めたくない人・探索中の人
クィア(queer)：性的マイノリティ当事者が伝統的・社会的規範の枠外にあるセクシュアリティを肯定的に表現するために用いる総称
ストレート：ヘテロセクシュアル・シスジェンダーを指す言葉．「ストレート男性」，「ストレート女性」のように用いられる
MSM[*1] **(men who have sex with men)**：男性と性交渉をもつ男性
WSW[*1] **(women who have sex with women)**：女性と性交渉をもつ女性

＊1：MSM，WSWは性的指向ではなく性行動についての用語であることに注意(MSM，WSWであっても異性愛者であることはあり，必ずしも同性愛者・両性愛者であることと一致するわけではない)．

(文献5)を参考に筆者作成)

Ⅲ 医療現場で患者のセクシュアリティを把握する目的

こうしたセクシュアリティについて，医療者が理解することの目的は主に3つある．

1 健康リスクの把握

性的マイノリティは多くの健康リスクを抱えている．HIVをはじめとした性感染症やメンタルヘルスの問題を抱えるリスクが高く，健康の社会的決定要因(social determinants of health：SDH)として不登校，いじめ，社会的孤立，貧困などの原因となることも多い[2)]．そのため，適切な予防的介入や治療のためにはセクシュアリティや実際の性行動の把握が

必要なケースがある．ゲイ・バイセクシュアル男性，レズビアン・バイセクシュアル女性，トランスジェンダーそれぞれで抱える健康リスクや推奨される予防的介入が異なるため，医療者は適切な知識を学ぶ必要がある．

2 特定の医療ニーズの把握

トランスジェンダーの患者で医療的なケアを希望する場合は，診断・外科的治療・ホルモン治療といった特有の医療ニーズを有する．性別違和を抱える思春期児童は二次性徴抑制療法の適応となることもあり，患者が必要な医療について適切なタイミングで情報提供ができることは患者の健康アウトカムの改善につながる[3)]．

3 医師患者関係の構築

セクシュアリティは心理社会的要因として患者の生活および健康に大きな影響を与えている．患者にとって信頼できる医療者に自分のセクシュアリティを理解してもらえることは，医師患者関係の構築に重要である．LGBTQ当事者は過去に医療機関で差別的な対応を受けているケースがあり[4)]，セクシュアリティに関する情報について正確に伝えないこともある．医療者はあらゆる患者の健康の支援者として，LGBTQについて適切な知識をもち，支持的な態度で接することが望まれる．

Ⅳ セクシュアリティの意味

このようにセクシュアリティについて数えきれないほどにさまざまな言葉があるのはなぜだろうか．社会的に典型的とされないセクシュアリティをもつ人は，アイデンティティの確立が困難となる場合がある．自分のセクシュアリティに名前があることで所属感をもち1人ではないことを実感すること，そしてありのままの自分でいられることがセクシュアリティの本質である．セクシュアリティは本来一人称で語られるものであり，他者が分類するためのものではない．医療者として性の多様性を扱うときに，セクシュアリティは個人のものであることを決して忘れてはならない．

参考文献

1) World Health Organization：Sexual and reproductive health. core competencies in primary care. https://apps.who.int/iris/bitstream/handle/10665/44507/9789241501002_eng.pdf

2) Smalley KB, Warren JC, Barefoot KN：LGBT Health: Meeting the Needs of Gender and Sexual Minorities. Springer, New York, 161-199, 327-343, 2017.

3) Coleman E, Bockting W, Botzer M, et al：Standards of care for the health of transsexual, transgender, and gender-nonconforming people, version 7. Int J Transgenderism, 13 (4)：165-232, 2012.

4) Lanbda Legal：When Health Care Isn't Caring. 2010. https://www.lambdalegal.org/sites/default/files/publications/downloads/whcic-report_when-health-care-isnt-caring.pdf

5) アシュリー・マーデル（著），須川綾子（訳）：13歳から知っておきたいLGBT+. ダイヤモンド社，東京，201-214, 2017.

（坂井雄貴）

03

LGBTQに関する医療の歴史

POINT

- **精神科診断基準の中でのLGBTQの変遷**：精神疾患として扱われることは当初LGBTQの非犯罪化に役立ったが，現代では異常や疾患とみなさない脱精神疾患化が進んでいる．
- **コンバージョン・セラピー**：主に宗教的な背景から，同性愛を異性愛に変更することを目的とした精神療法へのニーズが存在してきたが，その意義は効果や副作用の面からも，倫理的な面からも否定されている．
- **LGBTQの法律上の位置づけの変遷**：日本においては，2003年にトランスジェンダーの戸籍上の性別を変更できる法律が制定されたが，その要件の不適切さを内外から指摘されている．

I 多様な性のあり方をもつ人々の医療化

現代ではLGBTQと呼ばれるような人々はもちろん古代から存在した．東西を問わず神話のなかにはそのようなテーマが頻出する．その後，宗教的な理由や，近代化といった影響で，性的少数者の人々は社会的に逸脱している，すなわち変態であるとか犯罪であると捉えられるようになった．19世紀の終わり頃に，ドイツの内科医で性科学者であるヒルシュフェルトが，異性装や，当時は犯罪とされていた同性愛を医学的に捉えることで認識を変えようとする運動を行った．ドイツ生まれでアメリカで活躍した内分泌科医のハリー・ベンジャミンは，1950年代頃からtranssexualism（性転換症）という言葉を広め，性別適合手術など性別違和感を軽減するような治療の提供を主張した．このように，逸脱や犯罪とされていた（今でいう）LGBTは，医療の枠組みに入り，本人の責任ではなくそうなった不幸な人々とされることで救われたが，一方で異常や病気であるとみられることになった．

アメリカ精神医学会は，DSMと呼ばれる精神疾患の診断基準を発行しているが，1952年に出版された第2版であるDSM-Ⅱでは，homosexual同性愛を精神疾患であると定義した．その後，同性愛解放運動の高まりや，同性愛者である精神科医たちの運動により，1973年には名称から同性愛という語を外し，sexual orientation disturbance（性的指向障害）と改めた．しかしその後，アメリカ政権の保守化やAIDSの影響により，1980年に出版された第3版であるDSM-Ⅲではego-dystonic homosexual（自我異質性同性愛）と，同性愛の語が復活し，本人が同性愛に苦しんでいる場合には診断できることとした．最終的には1987年のDSM-Ⅲ-Rにおいて，同性愛に苦しむのは本人の問題ではなく社会の偏見の問題であるとされ，同性愛についての診断カテゴリーはすべて削除されることになった[1)]．1990年にはWHOが，同性愛はいかなる意味でも治療の対象とはならないと決定している．1995年には日本精神神経学会も，同性愛を性的逸脱とはみなさないとの見解を表明した[2)]．このように現代においてLGB（レズビアン，ゲイ，バイセクシュアル）は完全に脱精神疾患化しているといえる．

トランスジェンダーについては，1980年のDSM-Ⅲにおいて，gender identity disorders（性同一性障害）のなかのtranssexualism（性転換症）として，精神疾患としての位置づけがなされた．トランスジェンダーの場合には，LGBと違って，ホルモン療法や手術などの身体治療が行われることも多く，医療へのアクセスや保険適用の問題から疾患であることのメリットもあった．しかし，性的なあり方を精神疾患として扱われたくないという当事者運動は根強く，2013年のDSM-5ではgender dysphoria（性別違和），2018年に案が出されたICD-11ではgender incongruence（性別不合）と名称変更され，疾患としての意味合いを薄める方向となっている．日本においては2018年4月より性別適合手術が保険適用となったが，ホルモン療法はいまだ保険適用とはなっていない．

II 多数派に合わせることを目的とした精神療法

いくつかの宗教においては，同性間の性行為や同性愛的な感情は厳しく禁じられている．そのような宗教的背景が強い国や地域では，同性愛を「治療」して異性愛にしたいという本人や保護者からのニーズが生じる．日本ではほとんどみかけないが，海外ではこのような目的の精神療法を提供している医療者やカウンセラーが存在する．そのような精神療法は，conversion therapy，reparative therapy，reorientation therapyなどと呼ばれており，精神分析，行動療法，グループ療法などのアプローチがなされてきた．より包括的にsexual orientation change efforts（SOCE）と呼ばれることもある．このような治療は常に論争を巻き起こしているが，科学的な回答を与えるために2009年にアメリカ心理学会が“Appropriate Therapeutic Responses to Sexual Orientation”と題する130ページにわたる報告書としてエビデンスをまとめた[3)]．この報告書はアメリカ心理学会のウェブサイトからダウンロードすることができ，また佐々木らによって一部が日本語訳されている[4)]．この報告書によれば，SOCEの有効性と安全性について，科学的に厳密な研究は非常に少ない．信頼できる数少ない研究に基づけば，SOCEによって同性に対して感じる性的魅力が低減したり，異性に対して感じる性的魅力が増加するとは考えにくい．また，安全性にも懸念がもたれ，性的感覚の喪失，抑うつ，自殺傾向，不安などの副作用がみられた．この結果からアメリカ心理学会は，人生の自己決定を促し，「受容と指示」，「包括的アセスメント」，「積極的コーピング」，「ソーシャル・サポート」，「アイデンティティの探求・発達」の要素を含んだ肯定的な精神療法を，LGBである人々に提供することを提言している．

他方で，とくに女性においては，人生の発達段階，周囲の環境，月経周期などに伴って性的指向が自然に変化・流動し得るとする知見もあり，sexual fluidity（性的流動性）と呼ばれている[5]．外的な働きかけによって性的指向を変化させようとしてもほぼ成功しないが，自然に変化していくことはあり得ると認識しておくのがよいだろう．また，性的指向が変わりうるかどうかを考えるよりも，そもそも性的指向を始めとした性のあり方は，それ自体として尊重されるべきものである．仮に他者からの働きかけによって性的指向が変わることがあるとしても，それは倫理的に問題のある行為であるといえよう．

Ⅲ LGBTQの法的な位置づけの歴史

日本では2003年に性同一性障害者の性別の取扱いの特例に関する法律が成立し，翌年から施行され，トランスジェンダーが戸籍の性別を変更できる道が開けた．これにより2020年末までに，10,301人が戸籍の性別を変更している[6]．戸籍の性別を変更できる要件は，性同一性障害であること以外に，成人であること，独身であること，子がいないこと（2008年に「未成年の子がいないこと」と改正された），生殖腺の機能を欠いていること，性器の外観が希望の性別のものに近似していることの5つである．3つ目の，（未成年の）子がいないことという要件は，子の福祉への配慮として設けられたが，諸外国の同種の法律にはみられない特異な要件である．4つ目の生殖能力喪失を求める要件は，諸外国にもみられたものだが，近年は廃止されていく傾向にある．2014年には，WHOが不妊手術を要件とすることを批判する声明を出した[7]．2006年に「性的指向と性同一性に関わる国際人権法の適用に関する原則（ジョグジャカルタ原則）」が採択された．この第3原則には，法的な性別の変更について，身体治療は必須とすべきでなく，また婚姻状況や子の有無で左右されるべきでないとの主旨が明記されている．日本の特例法は大部分の要件がこれに抵触している可能性がある．

同性婚については，2000年にオランダで世界で初めて制定されたのを皮切りに，現在では30近い国と地域が法制化している．日本においてはいまだ同性婚は法制化されていないが，地方自治体レベルでは同性パートナーシップの登録を認める自治体がかなり増えてきている．同性パートナーシップの登録は，同性パートナーシップ・ネットの報告によると2021年12月1日時点で137の自治体によって認められ，2022年には日本の人口の過半数をカバーする見込みとなっている．

参考文献

1) Kutchins H, Kirk SA, 高木俊介, 塚本千秋（訳）：精神疾患はつくられる：DSM診断の罠. 日本評論社, 東京, 2002.
2) 山内俊雄：性転換手術は許されるのか：性同一性障害と性のあり方. 明石書店, 東京, 1999.
3) American Psychological Association Task Force on Appropriate Therapeutic Responses to Sexual Orientation：Report of the American Psychological Association Task Force on Appropriate Therapeutic Responses to Sexual Orientation. 2009.
4) 佐々木掌子, 平田俊明, 金城理枝, 他：アメリカ心理学会（APA）特別専門委員会における『性指向に関する適切な心理療法的対応』の報告書要約. 心理臨床学研究, 30 (5), 763-773, 2012.

5) Diamond LM : Sexual fluidity : understanding women's love and desire. Harvard University Press, Cambridge, 2008.

6) gid. jp 日本性同一性障害・性別違和と共に生きる人々の会：性同一性障害特例法による性別の取扱いの変更数調査(2020年版).
https://gid.jp/research/research0001/research2021042201/

7) 藤戸敬貴：性同一性障害者特例法とその周辺. 調査と情報, 977 : 1-10, 2017.

(石丸径一郎)

第 2 章

医療一般

04

問診・診察において配慮すべきこと

POINT

- 見た目や名前など部分的な情報をもとに，勝手に患者のセクシュアリティを推測しない．
- 日常診療のなかでセクシュアリティについて話す機会がないか探索する．
- 聴取した情報をどの程度記録に残し，他のスタッフと共有するか患者と話し合う．

はじめに

ある調査では，LGBTQの人のうち10～20％以上の人が「医療者から心ない言葉を投げかけられたことがある」と回答している[1]．おそらく多くのケースで医療者には悪意がないのだろうが，いつのまにか患者との信頼関係が壊れてしまうというのは，医療者にとって望むところではない．

ここでは，LGBTQの方と医療者の間でよりよい治療的関係を築くために，医療面接の際に意識すること・性交渉歴の聴取の方法・情報の秘匿性において配慮すべきこと，の3点についてまとめる．

I 医療面接の際に意識すべきこと

医療面接を行う際に，セクシュアリティに関連して意識すべきことについて(**表4-1**)

表4-1 医療面接中にセクシュアリティに関して意識すべきこと

意識すること	実際の対応例
患者やパートナーのセクシュアリティについて，外見や名前をもとに勝手に決めつけない	閉ざされた質問をできるだけ避ける． 付添いの人との関係性について「ご本人とのご関係は？」と聞く(「兄弟の方ですか？」などと自分で推測しない)．
患者が好む呼称を用いる	患者が望む場合は，通称名を用いる． 問診票などを利用して，呼ばれたい名前を確認しておく．
患者の用いる言葉に注意を払う	「彼女・彼氏・妻・夫・父・母」といった言葉は(患者がそのように表現しない限り)使わない＊1． 患者の選好が判明するまでは，「パートナー」，「親，保護者」といったジェンダーに中立的な言葉を用いる．
得られた情報に対し，批判的でない姿勢で対応する	個人的な見解に基づいて意見しない． 例：複数の同性パートナーがいることに対して「そんな不道徳な生き方はよくない」などと伝えない．

＊1：患者の言葉を医療者が用いるのは不適切な場合もある．たとえば「おかま」，「おねえ」，「レズ」，「ホモ」は自称として使われることがあるが，差別的な意味合いを帯びる言葉であるため，医療者は使わないほうがよい．

にまとめた[1, 2]．なぜこれらのことを特別に意識する必要があるのかをここで強調しておくが，もし無意識のうちに医療者が患者のセクシュアリティを推測し，決めつけてしまえば，患者が医療者に対して不信感を抱く可能性があるからである．

たとえば，ある女性患者が同性パートナーと同居していたときのことを考えてみよう．この患者が「家族と住んでいる」といったときに，医療者が「ご主人と一緒に住んでいるのですか？」とパートナーが異性であるという推測に基づいて質問したとする．このとき，患者は「この医療者がもしLGBTQに対して強い偏見をもっていたらどうしよう……」と不安を覚え，医療者と距離を置くようになるかもしれない．

トランスジェンダーの患者の場合も，名前や見た目からはその人のセクシュアリティがどのようなものかを判断することはできない．身体の状態においても，ホルモン療法や性別適合手術を受けているかどうかは人によって異なる．ホルモン治療や性別適合手術の内容は，心血管疾患・深部静脈血栓症のリスク評価やがん検診の提案を行うときに必要な情報となるため，聴取する理由を患者に説明したうえで正確に把握するよう心がけてほしい．

セクシュアリティに関して質問するときのコツは，閉ざされた質問(「はい」，「いいえ」で回答できる質問の形式)をできるだけ避けることである[1]．もし自分が推測に基づいて話をしてしまったことに気づいたときは，速やかにそのことを相手に謝罪し，関係性を維持するよう努めるとよい．

II 性交渉歴の聴取のためのアプローチ

自分の性交渉歴を開示することは，多くの人にとって心理的抵抗を感じるところであり，聴取する側も気を遣う．普段から，医療面接のなかでセクシュアリティについて話す機会を探ることを意識したい．そのなかでも，性感染症を疑うときはセクシュアリティに関する話題を提起するきっかけとしやすいだろう．

繰り返すが，性交渉歴を聴取するときにも，部分的な情報に基づいて医療者側が推測してはいけない．実際に「自分はレズビアンである」という人でも，男性と性交渉の経験のある人も多く，子どもがいる場合もある[3, 4]．今回は，性交渉歴を聴取する枠組みとして「5つのP」(**表4-2**)[1, 5, 6]を紹介する．

1 5つのP (Partners, Practices, Protection from STIs, Past history of STIs, Prevention of / planning for pregnancy)

まず導入として，なぜセクシュアリティに関する話をするのかを患者に説明する．

例：「これからあなたの性に関することについて，いくつか質問をさせてください．プライベートにかかわることなので不快に感じる方がいることは理解していますが，あなたの健康をサポートしたいと考えています．機会があれば，年齢や性別に関係なく皆さんと性に関するお話をしています」

表4-2　性交渉歴を聴取するための「5つのP」

Partners（性交渉の相手）
過去1年で誰と性交渉を行ったか（相手は男性か，女性か，それとも両方か）？
相手に「あなた以外の相手」がいる可能性があるか？

Practices（性交渉の内容）
どのように性交渉をするのか（アナルセックスやオーラルセックスを行うか）？
挿入する側か，挿入される側か，それとも両方か？

Protection from STIs（性感染症の予防のための方法）
性感染症を予防するために具体的に何をしているか？
コンドームを使わないことはあったか？ 使わなかったとしたら，なぜか？

Past history of STIs（自身とパートナーの性感染症の既往）
過去の感染症既往はあるか？
治療はどのように行ったか？

Prevention of / planning for pregnancy（避妊・妊娠の計画）
子どもが欲しいと考えているか？
避妊を目的として，具体的に何をしているか？
現在の避妊の方法で，何か不安やわからないことはあるか？

患者から了承が得られれば，「5つのP」（表4-2）を必要に応じて聴取する．

▶▶▶Partners（性交渉の相手）

患者本人がパートナーの性交渉歴について知っていることは少ないかもしれないが，患者が有するリスクを見積もるために重要となる．

▶▶▶Practices（性交渉の内容）

性感染症のスクリーニングや診断，カウンセリングを行うときに必要となるので，アナルセックスやオーラルセックスの内容も聴取する．トランスジェンダーの方にたずねる際には（繰り返しになるが）身体の状態を勝手に推測せずに，性感染症のリスクを評価するためであることを伝えたうえで，性別適合手術の有無とその内容を聴取する．

▶▶▶Protection from STIs（性感染症の予防のための方法）

コンドームやデンタルダム（歯科用の保護具．オーラルセックスにおける性感染症予防を目的として，コンドームを切って代用されることがある），HIV感染の予防を目的とした薬剤（PrEP）の使用の有無を確認する．

▶▶▶Prevention of / planning for pregnancy（避妊・妊娠の計画）

「もし患者が計画的に避妊していないのであれば，その人は妊娠を計画しているのだ」と捉える．妊娠の希望がなければ，具体的な避妊の方法を患者・パートナーと話し合う．

最後に，性交渉歴について話していただいたことに感謝の言葉を伝えつつ，「他に気になっていることや伝え忘れたことはありますか？」とたずねる．なお，性行動はパートナーとの離別や転居などをきっかけとして経時的に変化することがあるので[1, 7]，機会があれば改めて確認することを考慮する．

Ⅲ 情報の秘匿性について配慮すべきこと

カミングアウトとアウティングという言葉がある．カミングアウトとは，LGBTQの人が自身のセクシュアリティを他者に打ち明けることを指す．当事者は「この医療者は信頼できる」と感じたときにカミングアウトする傾向がある[3, 8)]．

一方でアウティングとは，当事者のセクシュアリティに関することを本人の許可なく他の人に伝えてしまうことである．アウティングによって社会的孤立やメンタルヘルスの悪化につながるケースがあり，命にもかかわり得る重大な問題である．

医療者は普段から守秘義務を遵守すべきだが，実際には患者の個人情報を他のスタッフと共有することは多い．適切なケアを提供するためとはいえ，もし患者がこれを「アウティングされた」と捉えた場合には悲惨な結果となりかねない．そうならないためにも，聴取した情報をどのように記録し，誰と共有するかを患者と話し合っておくことが大切となる．

1 情報を記録・共有する範囲について話し合う

セクシュアリティに関して得た情報を，診療録などにどの程度まで記録するか話し合う．その際に，診療録などを誰が閲覧し得るか伝えるとともに，情報を他の医療者と共有することのメリット・デメリットを整理して説明する[1, 9)]．情報を他の医療者と共有するメリットとしては，たとえば「患者の好む呼称を用いることができる」，「他のスタッフが対応するときでも適切な診療を行うことができる」といったことがあげられる．

一方で，守秘義務の原則が該当しない場合もあり得ることを伝える．これはとくに，患者が自殺など自分を傷つけることを考えている場合が該当する[1, 9)]．患者の命を最も重視していることを伝えつつ，誰にどのような情報を伝えるかを明らかにしておく．

おわりに

セクシュアリティはすべての人にかかわることであり，LGBTQの人に限った話ではない．よって，実は本項の内容はすべての診療機会で意識すべきことである．最も重要なのは，相手のセクシュアリティを医療者が勝手に決めつけないことと，批判的でない態度で患者と接することだ．セクシュアリティについて話すプロセスを通じて，医療者と患者の信頼関係はより強固となり，後々の診療に活きるものとなるだろう．

参考文献

1) Streed CG : Medical History. Lesbian, Gay, Bisexual, and Transgender Healthcare, 1st edition, Eckstrand K, Ehrenfeld JM (eds), Springer International Publishing, Cham, 65-90, 2016.

2) American Academy of Family Physicians : Lesbian, Gay, Bisexual and Transgender Health. https://www.aafp.org/dam/AAFP/documents/medical_education_residency/program_directors/Reprint289D_LGBT.pdf

3) Harrison AE, Silenzio VM : Comprehensive care of lesbian and gay patients and families. Prim Care, 23 (1) : 31-46, 1996.

4) Knight DA, Jarrett D：Preventive health care for women who have sex with women. Am Fam Physician, 95(5)：314-321, 2017.

5) Workowski KA, Bolan GA：Sexually transmitted diseases treatment guidelines, 2015. MMWR Recomm Rep, 64 (RR-03)：1-138, 2015.

6) Nusbaum MR, Hamilton CD：The proactive sexual health history. Am Fam Physician, 66 (9)：1705-1712, 2002.

7) Sweet D：Taking Sexual History in Primary Care Settings：Where to Start? AAFP.
https://www.aafp.org/news/opinion/20170301guestedprep.html

8) Eliason MJ, Schope R：Does "don't ask don't tell" apply to health care? Lesbian, gay, and bisexual people's disclosure to health care providers. J Gay Lesbian Med Assoc, 5：125-134, 2001.

9) Gay and Lesbian Medical Association (GLMA)：Guidelines for care of lesbian, gay, bisexual, and transgender patients.
https://npin.cdc.gov/publication/guidelines-care-lesbian-gay-bisexual-and-transgender-patients

（山下洋充）

05

病院・診療所単位で取り組むべきこと

POINT

- セクシュアリティによっては医療を受けるうえで障壁を感じ得ることを認識する.
- LGBTQフレンドリーな職場を実現するためにできる工夫をあげられる.
- 患者のみならず職員のなかにもLGBTQが存在することを認識し，すべての職員が働きやすい職場環境を目指すことができる.

はじめに

今回はセクシュアリティを問わずどんな患者でも受診をしやすい環境を実現するために，病院・診療所単位で取り組むべき事項につき概説する.

I 患者への対応

これまでに学んだ通り，一口にLGBTQといっても多様なセクシュアリティが含まれるが，トランスジェンダーのケアを例にとり考えてみたい. いくつかの研究によると，トランスジェンダーの多くがケアの格差やケアへのアクセスの障害を経験しているという. 具体的には，トランスジェンダーの患者のうち24％が平等な治療を受けられなかった，19％はケア自体を拒否されたことがある，33％は必要な予防サービスを受けていない[1]といったものである. 実際，子宮頸部のあるトランスジェンダー男性(以下，トランス男性)は子宮頸がん検診を受けることが推奨されるが，あるイギリスの調査[2]によると，調査に参加したトランス男性137人のうち64人がイギリスで検診を受ける資格があり，うち37人が過去に検診を受けたことがあったが，そのうち24人は少なくとも1回は検診を延期したことがあったという. 子宮頸がん検診を受けるに際しての障壁として，スティグマや差別を経験したことやそれが予測されること，トランスジェンダーの健康に対する医療者の理解が乏しいこと，検診の資料が女性中心でありトランス男性が使用することに配慮していないことなどがあげられている. 一方でトランスジェンダーのスペシャリストのサービスが受けられたり，スペシャリストでなくても医療者の対応が支持的であったりすれば検診を受けやすいという.

その他にも，LGBTQの人たちが実際に直面する困難は多数存在するが，一例として次のような事例があげられる.

表5-1　LGBTQフレンドリーな医療機関となるための工夫

①**医療機関の構造について**
- **寛容な空間を創る**：レインボーフラッグを掲示する，LGBTQやHIV/AIDSにかかわる団体[*1]のポスターを掲示する，職員がレインボーグッズを身に着けるなど．
- **だれでもトイレを設置する（右図）**：男女別トイレがあってもよいが，だれでもトイレが1つあると便利．また，親子で性別が異なる場合，介護者と被介護者で性別が異なる場合などにも有用．
- **患者のフローへの配慮**：あらゆる場面で患者のプライバシーに配慮する．待合など公共の場所では繊細な話題についての問診は避ける．

掲示用ポスター　（著者作成）

②**医療機関の指針について**
- 企業としてLGBTQを含む各々の多様性を尊重するミッションステートメントを表明する．
- 差別をしないことを表明し，すべての患者に平等・公正なケアを提供する旨を示す．
- 配偶者，同棲相手，家族，友人など患者が面会したいと思う人は誰でも面会できるようにする．
- 守秘義務が遵守されることを保証する．

③**職員のトレーニングについて**
- LGBTQの患者を相手にする際は適切な言葉遣いをする．
- LGBTQに関連した健康問題を認識する．
- 個人のなかに差別的な意識がある場合は，それを認識し，克服するよう努める．
- 自施設以外のLGBTQ向けヘルスケアリソースに関する知識をもつ．

＊1：認定NPO法人虹色ダイバーシティのウェブページにて，LGBTQ支援団体リストが公開されている．
https://nijiirodiversity.jp/lgbt_support/

- パートナーが入院したが，病室での付き添いや看護をさせてもらえなかった．
- 男女分けされた共同病室に，性自認に沿って入院できない．
- 医療機関の受付で戸籍上の名前が呼ばれるため，受診しづらくなった．
- HIV陽性者で適切な治療を受けているのに，人工透析や歯医者を利用しようとしたら断られた．

（LGBT法連合会資料[3]より抜粋）

このような不利益や受診の抵抗感を減らし，ケアの質を向上させるために，われわれに何ができるだろうか．LGBTQにとって利用しやすい医療機関となるための工夫の例（**表5-1**）や性に関する問診票の例（**表5-2a**，**b**）を示す．口頭では伝えづらい性に関する情報も，問診票を利用することで包括的に収集できるという利点がある．具体的には，問診票の「性別」欄を削除する，ジェンダーニュートラルな表現を用いる，問診の際に「彼氏/彼女」「夫/妻」ではなく「パートナー」などの用語を用いる，呼び名や表現に迷う場合は患者本人にどうしたらよいか聞くなどの工夫ができる．医療機関のウェブページや理念に性的指向・性自認に対し差別をしないというミッションステートメントを掲載するなども大切である．

II　職員への対応

患者のみならず，医療機関の職員にもLGBTQ当事者は存在するが，当事者職員も困難を感じる場面がある．たとえば，NPO法人虹色ダイバーシティの調査[5]によるとLGBTQ当事者は非当事者に比べて求職時の困難を抱える割合が高く（LGB その他40％，トランスジェン

表5-2 問診票の例

a 詳細な問診票の例

※答えられるもののみで構いません．当てはまるものがなければチェックは不要です．

戸籍名 ＿＿＿＿＿＿＿＿

呼ばれたい名前 ＿＿＿＿＿＿＿＿

出生時に割り当てられた性
□男性　□女性

自認する性
□男性　□女性　□どちらでもない　□わからない

性的指向（好きになる性）
□男性　□女性　□どちらでもない　□わからない

最近の性交渉の相手（6ヵ月以内）
□男性　□女性　□なし

避妊について
□していない　□している　避妊の種類 ＿＿＿＿＿＿＿＿　□避妊法についてもっと知りたい

交際状況
□パートナーが1人いる　□パートナーが2人以上いる　□結婚している　□離婚歴がある
□独身である

家族について
□一人で住んでいる　□配偶者／パートナーと住んでいる　□親／保護者と住んでいる
□子ども／扶養家族と住んでいる　□ルームメイトと住んでいる　□その他

セーファーセックス（より安全な性交渉）の方法について知りたいですか
□いいえ
□はい
□男性とのセックスについて　□女性とのセックスについて　□男性と女性の両方について

テストステロンやエストロゲンといったホルモン治療を使ったことがこれまでにありますか
□いいえ　□はい　具体的に ＿＿＿＿＿＿＿＿　□ホルモン治療についてもっと知りたい

HIV／エイズの検査をしたことがありますか
□いいえ　□はい　検査日 ＿＿＿＿＿＿＿＿　結果 ＿＿＿＿＿＿＿＿

下記の感染症のうち，これまでに診断された／治療を受けたものがありますか（すべてにチェック）
□淋菌　□クラミジア　□梅毒　□性器ヘルペス　□A型肝炎　□B型肝炎　□C型肝炎
□トリコモナス　□わからない

下記の感染症のうち，これまでにワクチンを接種したことがあるものはありますか（すべてにチェック）
□A型肝炎　□B型肝炎　□HPV（子宮頸がんなどの予防ワクチン）

b 一般的な問診票の例

氏名（　　　　　　）

通称名の使用を希望する場合（　　　　　　）

性別：男性・女性・（　　　　　　）／性別（　　　　　　）

※ご不明な点やご相談がある場合はお気軽にお声がけください．

（文献4）を参考に改変し作成）

ダー70％，非当事者8％），勤続意欲の低下の割合が高く（当事者29％，非当事者17％），差別的な発言を受ける割合が高い（当事者70％，非当事者44％）ことがわかっている．

一方で，LGBTQフレンドリーな企業としてPRをする企業は年々増えつつある．たとえば毎年ゴールデンウィークの時期に開催される東京レインボープライドでの協賛企業・団体は増加傾向にあり，2019年には278団体に及んだ．企業として差別をしないなどLGBTQ

に関する方針を明文化しインターネットなどで公表する（Policy），社内コミュニティや社内外の相談窓口などの設置をする（Representation），従業員への啓発活動をする（Inspiration），人事制度上の不利を被らないよう配慮したり福利厚生を同性パートナーなどにも適用したりする（Development），LGBTQに対する社会の理解を促進するための社会貢献活動や渉外活動をする（Engagement/Empowerment）といった工夫ができる（work with Prideによる「PRIDE指標」より[6]）．

Ⅲ 院内でのダイバーシティ研修

筆者の勤務する亀田ファミリークリニック館山での実践例を紹介する．数年間の過程で下記のような活動を行うことで，医師に限らず職場全体にLGBTQやダイバーシティにつき話題に出せるような環境を醸成していった．

- LGBTQのケアに関心のある医師（有志）による勉強会の開催
- 総合診療科専攻医のためのポートフォリオ勉強会にて性の多様性をテーマに発表
- 性の多様性にかかわる内容の絵本を待合室に配置
- 看護師向けにLGBTQのケアに関する勉強会を開催
- 中高生向けの出張授業（性教育）のなかで性の多様性についても情報提供
- 「よりそいホットライン[7]」の案内を院内のトイレに掲示

2019年7月にはダイバーシティ研修と称して「発達障害×LGBT」をテーマにした院内多職種ワークショップを開催するに至った．家庭医であるわれわれは，理学療法士，作業療法士，言語聴覚士それぞれのセラピストと協働して，日常的に発達障害の診療にかかわる．今回は，自身が学校教員であるという設定のもと，自閉スペクトラム症でリハビリに通っている男子生徒から同性を好きになってしまい告白すべきか悩んでいると相談を受けたという状況において，どのような対応をするかを職員一人ひとりが考え，議論するワークを

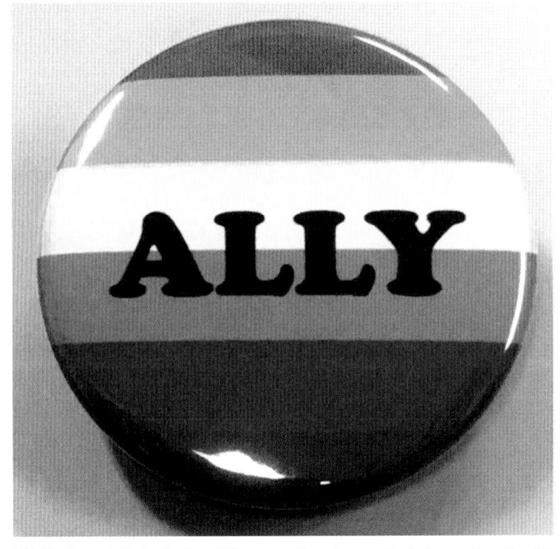

図5-1　アライバッジ　（にじいろドクターズ・作成）

実施した．研修修了後，レインボーシールを配布した．アライ（LGBTQを理解し支援する立場）である意思表示として名札などにシールを貼ったり，アライバッジ（**図5-1**）をみえるところに着用したりする職員が職種を問わず増えた．その結果，職員間でも自然に性の多様性について話題に出す機会が増え，また実際に性別違和などの性の多様性に関する相談を患者から相談されるようになったという声も多く聞かれるようになった．実際の支援をするなかで，職員も継続して学びを深めている．

おわりに

われわれ医療者は幅広い層の患者を日々診療するが，同時に多様なセクシュアリティに出会っている．医療機関を受診するにあたっての最初の支援者となる可能性があることを自覚し，LGBTQフレンドリーなケアを心がけることでさらに質の高い医療を提供することができる．

参考文献

1) Klein DA, Paradise SL, Goodwin ET：Caring for Transgender and Gender-Diverse Persons：What Clinicians Should Know. Am Fam Physician, 98 (11)：645-653, 2018.

2) Berner AM, Connolly DJ, Pinnell I, et al：Attitudes of transgender men and non-binary people to cervical screening：a cross-sectional mixed-methods study in the UK. Br J Gen Pract, 71 (709)：e614-e625, 2021.

3) LGBT法連合会：性的指向および性自認を理由とするわたしたちが社会で直面する困難のリスト（第3版）. http://lgbtetc.jp/wp/wp-content/uploads/2019/03/困難リスト第3版(20190304).pdf

4) Kristen L. Eckstrand, Jesse M. Ehrenfeld：Lesbian, Gay, Bisexual, and Transgender Healthcare. A Clinical Guide to Preventive, Primary, and Specialist Care. 1st edition, Springer Nature, Switzerland, pp.51-63, 2016.

5) 柳沢正和, 村木真紀, 後藤純一：職場のLGBT読本「ありのままの自分」で働ける環境を目指して, 初版, 実務教育出版, 東京, 2016.

6) work with Pride：PRIDE指標. https://workwithpride.jp/pride-i/

7) 社会的包摂サポートセンター：よりそいホットライン. https://www.since2011.net/yorisoi/

（金久保祐介）

06

special populationとしてのLGBTQ

POINT

- LGBTQの健康問題において社会的影響，とくにスティグマによる影響は大きい．
- vulnerable population approachがLGBTQの人々にも適応される．
- LGBTQの人々だけでなく社会的に健康に不利な立場に置かれている人々へのケアは医療者にとって大切な仕事である．

はじめに

本項では少し視点を変えてLGBTQの人々のケアについてお伝えしたい．なぜ「LGBTQ」とあえて「集団を特定して」学ぶ必要があるのかである．

I 医学界がLGBTQという集団をどう捉えているかの例

アメリカ家庭医学会がまとめるさまざまなtopicのひとつにCare of Special Populations[1]があり，LGBTQのケアもそこに位置し，カリキュラムガイドライン[2]も作成されている．他にこのtopicにはethnic minority（単に民族の違いだけでなく，難民，宗教や文化の異なる患者層などの違いもまとめられている），ホームレス／無保険の人々，服役した人々，知的障害をもつ人々，退役軍人などがあげられている．他の集団と比較し，LGBTQはなぜ健康的に不利で特別なケアが必要か社会的状況をイメージしにくいかもしれない．

II LGBTQの人々がさらされているスティグマ

LGBTQの人々もさまざまな健康格差に直面しており，一番の原因は社会の偏見，差別である．かつては犯罪として扱われ（残念ながら現在でもそのような国・地域もある），最近まで医学的に疾病とされた歴史（第3項 p.11）はLGBTQの人々に対する大きなスティグマを残した．スティグマは「ラベリング（数多くある本人の特徴の1つのみに着目してラベルづけをすること），ステレオタイプ（否定的な固定概念への結びつけ），分離（「彼ら」を違う集団であるとする），社会的ステイタスの喪失と差別が，社会的・経済的・政治的権力のもとで可能となる状態」[3]といわれる．またスティグマは当事者本人にも取り込まれセルフスティグマという自己の存在に対する否定的な態度につながる．自己イメージを低下させ，メンタルヘルスを害したり，自尊心の低下によって支援を求めることを避けたり，あえて健康を害する行動をとりやすくさせる．以上のことに医療者は意識的である必要があり，具体的な支援面は他項を参照されたい(第4項 p.16，第5項 p.21)．

Ⅲ 現在LGBTQの人々が置かれている実際の状況

LGBTQの人々が偏見，差別からどのような影響を受けているかイメージしてもらえればと思い，日本で寄せられた実際の事例[4]などをもとに提示する．

- 家庭：家族が本人のセクシュアリティに否定的で自己肯定感を育めない．DV(家庭内暴力)を受ける．住む場所を失いホームレスとなる．
- 学校：授業で同性愛への配慮がない．仲間，教師などから差別やいじめを受ける．不登校の率も高い．
- 職場：とくにトランスジェンダーの人々は就職時に困難を抱えやすい．不当に解雇される．職場の福利厚生が同性パートナーを想定しておらず不利益を被る(忌引，慶事，介護，育児休暇などを取れないなど)．
- 医療現場：差別を経験する例も多い．同性パートナーに病状説明されない，重篤な場合にも立ち会えない．
- その他全体：身近に理解者やロールモデル，当事者の友人を得られず，孤独を感じやすい．勇気をもってカミングアウトしたのにアウティング(本人の了解を得ずに他人に性自認や性的指向をばらすこと)される．

2021年9月現在日本では同性婚が認められず，同性パートナーだけでなく，トランスジェンダーかつ異性愛者の人が戸籍上の性別を変更していない場合(例：戸籍が女性で性自認が男性，パートナーが女性の場合など)も法的な婚姻関係をもつことができない．同性パートナーシップ制度(地方自治体が同性カップルに対して，二人の関係が婚姻と同等であると承認し，自治体独自の証明証を発行する制度)では得られるサポートが限定的で地域を越境できないことも多く，婚姻と同じ権利を享受できない．婚姻できないことに伴う不利益を列挙すると，

- 扶養者・配偶者控除を受けられず税金，年金，健康保険の面で問題が生じる．
- ともに育てた子どもの親権をもてない．
- 共有の財産をもてない．
- 死後の手続きにかかわれない．
- 相続できない．
- 生命保険の受け取りができない(保険会社によっては可能な場合もある)．

など多数ある．

他にもLGBTQの人々は数多の不利益にさらされている．一方，異性愛者や出生時に割り当てられた性別への違和感なく生きてきた人は，上記にあげたまさに逆の権利を享受し

ており，それはマジョリティの特権とも呼べる．これらマジョリティ（数の多寡のみならず，社会の枠組みを考える際に中心的に捉えられている人々を指す．例：男性をマジョリティ，女性をマイノリティ）の特権は無自覚であることが多い．

Ⅳ 社会が変わったら？

ではもしこうならどうだろう．身近に理解し，サポートしてくれる人がいたら？ 日常的に学校やメディアで性の多様性を肯定するメッセージが伝えられたら？ 病院のホームページや会社の就業規則に「同性パートナーも法的な婚姻関係と同様に扱います」と記載があったら？ そもそも法的に同性婚が認められていたら？ 何よりLGBTQの人々へ差別や偏見がない世の中であったら？

社会が少しずつ，そして根本的に変わるとLGBTQの人々が置かれている状況に変化が起きることは想像に難くない．実際に同性婚が認められた国や地域では自殺率が下がり，かかりつけ医をもつ割合が高くなるなどの健康へのよい影響がみられたというデータ[5, 6]がある．いきなり社会を大きく変えることはできなくとも，医療者は自分たちの持ち場である医療現場で性の多様性に関する適切な知識を職場の多職種と共有し，対応を整えることはできる．また職種によっては家庭や職場，地域にも影響を広げられる．具体的な活動例は第34項 p.172を参照いただきたい．われわれは，患者として出会う本人に，彼らの関係する人々に，また彼らの代弁者として地域や行政にアプローチする力をもっている．

Ⅴ 集団を特定したうえで差をつけて行うアプローチの方法

以上のことはLGBTQの人々だけにとどまらない．社会的に不利な立場に置かれている人々の特徴やニーズを知り，必要なアプローチを考える．これは医療科学研究所による「健康格差対策の7原則」[7]の2にあげられる「配慮ある普遍的対策」のうち「弱者集団アプローチ（vulnerable population approach）：とくに手厚く対策を取るべき集団を選定し，重点的な対策を施す手法[7]」にあたる．vulnerable populationは脆弱（な）集団とも訳される．日本プライマリ・ケア連合学会でも，新・家庭医療専門医のコンピテンシーの「地域包括ケアを含む地域志向アプローチ」に「脆弱な集団のケアや健康の社会的決定要因を考慮し，患者やコミュニティのアドボケイト（擁護者／代弁者）として行動できる」[8]と記載した．このvulnerable population approachというのは，ポピュレーションアプローチ（すべての者への介入）ともハイリスクアプローチ（リスクの高い者に対する介入）とも異なる第3のアプローチの方法として提唱された．リスクの前段階であるvulnerability（脆弱性）に着目し，リスクの集積しやすい，社会的に不利な立場にあるものへの重点的な介入の必要性を指摘[9]する．vulnerableという言葉は「傷ついた」という意味のラテン語から派生し，「社会によって」健康への関心をもつことにハードルを抱える集団のことを呼ぶようになった．specialやvulnerable populationと言葉だけを聞くと，その人々そのものに「特別な」，「脆弱な」特性があるように感じるかもしれないがそうではない．その枕詞に「社会的に」や「現在においては」とあることを強調したい．一定の健康問題を抱えやすい人々というのは，人々自身に問題があるのではなく，取り巻く社会的枠組みがそうさせている．そのことを示す言葉にはunderserved（十分なサービスを受けられていない），marginalized（周縁化された）という言葉があり，こちらのほうが受動的な様子がわかりやすい．

時代が変わればLGBTQの人々がspecial populationでなくなる日もあり得る．すべての医療者が性に関する適切な知識を元に対応し，一市民としても態度，行動が変われば，起こる影響は大きいだろう．

おわりに

われわれは一人ひとり，今現在の，生活している地域，国，文化によって大きな影響を受け，場合によって守られたり，逆に不利な立場に置かれたりしながら生きている．ひとたび，あなたが，私が，どのpopulationにあたるかは，どの特徴を切り取るか，どんな時代や場所，取り巻く環境にいるのかによって容易に変わる．

成書[10)]には「医療者は彼らのヘルスケアに対するニーズに効果的に対応するスキルをもつのみならず，vulnerabilityを生んでいる根本的な社会状況を変える行動を取る責任がある」という言葉がある．その行動とは，現状を知ること，適切な知識を得ること，そして公平性を考えたうえで重点的なアプローチを取ること，また現在vulnerabilityをもつ人々自身が声を発することが難しい現状であれば，彼らの置かれている状況や問題について代弁／擁護し，社会を変化させる働き（アドボケイトadvocate）をすることであろう．LGBTQの健康問題について学ぶことは，社会的に不利な立場に置かれているすべての人々について考え，行動することにつながると考える．この本が読者のその一助になれば幸いである．

参考文献

1) American Academy of Family Physicians：AFP BY TOPIC：Care of Special Populations.
https://www.aafp.org/afp/topicModules/viewTopicModule.htm?topicModuleId=45

2) American Academy of Family Physicians：Recommended Curriculum Guidelines for family Medicine Residents Lesbian, Gay, Bisexual, and Transgender Health.
https://www.aafp.org/dam/AAFP/documents/medical_education_residency/program_directors/Reprint289D_LGBT.pdf

3) Link BG, Phelan JC：Conceptualizing Stigma. Annu Rev Sociol, 27：363-385, 2001.

4) 性的指向および性自認等により困難を抱えている当事者等に対する法整備のため全国連合会：性的指向および性自認を理由とするわたしたちが社会で直面する困難のリスト（第3版）.
http://lgbtetc.jp/wp/wp-content/uploads/2019/03/困難リスト第3版（20190304）.pdf

5) Raifman J, Moscoe E, Austin SB, et al：Difference-in-Differences Analysis of the Association Between State Same-Sex Marriage Policies and Adolescent Suicide Attempts. JAMA Pediatr, 171 (4)：350-356, 2017.

6) Carpenter C, Eppink ST, Gonzales Jr. G, et al：Effects of Access to Legal Same-Sex Marriage on Marriage and Health. NBER Working Paper, 24651：2018.

7) 医療科学研究所「健康の社会的決定要因（SDH）」プロジェクト：健康格差対策の7原則 Ver.1.1. 2017.
https://www.iken.org/project/sdh/pdf/17SDHpj_ver1_1_20170803.pdf

8) 日本プライマリ・ケア連合学会：新・家庭医療専門医制度コンピテンシー：詳細.
https://www.shin-kateiiryo.primary-care.or.jp/competency

9) 川上憲人, 橋本秀樹, 近藤尚己(編)：社会と健康 健康各解消に向けた統合科学的アプローチ. 東京大学出版会, 東京, 2015.
10) King Jr TE, Wheeler MB, Bindman AB：Medical management of Vulnerable and Underserved patients. 2nd Ed. MCGRAW-HILL EDUCATION. New York, 2016.

（久保田 希）

第 3 章

研　究

07

LGBTQの健康課題
―メンタルヘルスと受診状況―

POINT

- 差別や偏見がある社会においてカミングアウトは容易でない.
- ゲイ男性の異性愛者を装うことによる役割葛藤とメンタルヘルスの不調.
- 心理カウンセリング・心療内科・精神科への受診の障壁がある.

はじめに

LGBTQをはじめとするセクシュアルマイノリティ（以下，LGBTQ）の人口規模は5～8％前後と推定する調査が複数あり，当然のことながら患者のみならず医師を目指す医学生や医療に従事するあらゆる職種においても当事者はあたりまえに存在する．文部科学省高等教育局医学教育課が2017年に公表した「医学教育モデル・コア・カリキュラム（平成28年度改訂版）」には医師として求められる基本的な資質・能力として「ジェンダーの形成並びに性的指向及び性自認への配慮方法を説明できる」と記載されている．本稿では筆者が1999年以来継続実施しているLGBTQを対象にした実施した国内最大規模の複数の全国調査などの結果を現在参照可能な限られたエビデンスと捉え，当該集団の直面する健康課題や生育歴について報告する．

I　異性愛者を装うことによる役割葛藤とメンタルヘルス

筆者がゲイ・バイセクシュアル男性を対象に初めて全国規模の調査を実施したのは21年前に遡る．インターネットを調査手法に活用するその黎明期に1,025人の研究参加者があった疫学調査[1)]では，社会的スティグマを与えられた者は社会に適応して円滑な人間関係を構築するために役割を演じるといったゴッフマンの理論[2)]を援用して異性愛者的役割葛藤尺度を調査実施に際し開発，当事者の心理的ストレスを測定することを試みた．同時に既存の心理尺度を複数織り交ぜてメンタルヘルスのスクリーニングを行った．

カミングアウトしていないゲイ・バイセクシュアル男性は同性愛に対する社会からの差別や偏見をおそれ，日常生活のなかで自らのセクシュアリティが周囲に察せられることがないように神経を使い，社会的役割として異性愛者を装って社会的に適応している場合が多いと考えられる．この尺度では結婚に関すること，伝統的性別役割分業観，カミングアウトの困難さに関連する項目などで構成され，「結婚話を進められたとき」，「孫の顔が早

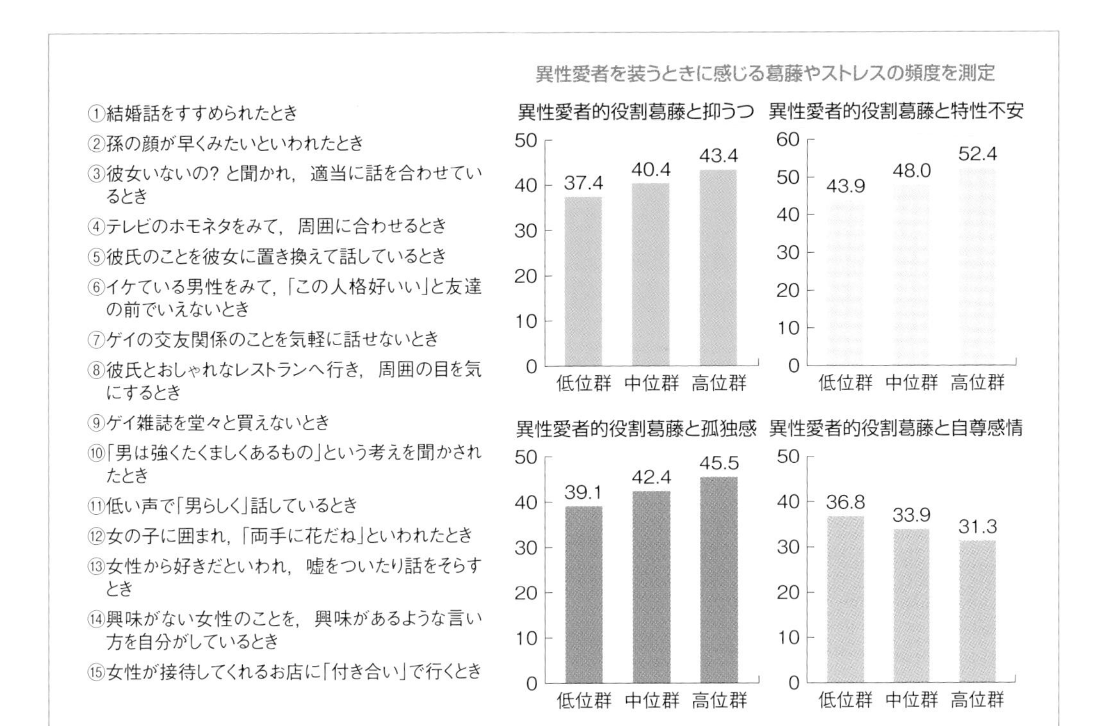

図7-1　**異性愛者的役割葛藤尺度**　（文献1）より）

くみたいといわれたとき」，「彼女いないの？ と聞かれ，適当に話を合わせているとき」など15の状況場面についてリカート法で得点化するものである．得点が高いほど異性愛者の役割演技による葛藤が生じる頻度が高いことをあらわしている．その結果，異性愛者的役割葛藤の得点が高いほど，抑うつ・特性不安・孤独感得点が高く，セルフエスティーム得点は低く，異性愛者を装い社会的役割を担うことがメンタルヘルスの阻害と強固な関連があることが明らかになった（図7-1）．

II LGBTQの精神的健康

LGBTQの健康課題といってもL/G/B/T/Qのみならず個々人における個別性と多様性があることはいうまでもないが，LGBTQ全般に共通する健康課題としてメンタルヘルスの不調や阻害がある．2016年にLGBTQを対象に実施した全国インターネット調査REACH（Researching Epidemiological Agenda for Community Health）Online 2016（有効回答数15,064人）ではK6[3, 4]を用いてうつ病を含む気分・不安障害のスクリーニングを実施した．K6とは過去1ヵ月間に「神経過敏に感じましたか」，「絶望的だと感じましたか」，「そわそわ，落ち着かなく感じましたか」，「気分が沈み込んで，何が起こっても気が晴れないように感じましたか」，「何をするのも骨折りだと感じましたか」，「自分は価値のない人間だと感じましたか」という6項目の質問に対し5件法でその頻度について回答する心理尺度である．5点以上で何らかのうつや不安などある可能性，13点以上で重度のうつや不安障害が疑われる可能性について簡易判定する指標であり，世界中で多種多様な集団に対して用いられている．13点以上の重症群の割合に着目すると全体で15.3％だが10代に限定すれば25.2％と4人に1人が該当し，5点以上の陽性群と合算すれば全体で58.6％がK6に反応を示した．また，年齢階級と有意な関連があり若年層ほど（10代70.5％，20代65％，30代56.9％，40代52％，50歳以上42.7％）メンタルヘルスの不調があることが示唆された（表7-1）．

2019年のLGBTQ全国インターネット調査REACH Online 2019（有効回答数10,769人）では心理カウンセリング・心療内科・精神科といったメンタルヘルスの専門家への受診歴やそれに付随する経験について細かくたずねている．性自認に関することを主訴にしたジェンダークリニック外来の受診と分けるために，「気分の落ち込み・不安・不眠などのメンタルの症状」での受診経験に限定してたずねた．これまでにこれらいずれかの受診歴

表7-1 K6によるメンタルヘルスのスクリーニング

	レズビアン n＝372		ゲイ n＝9,849		バイセクシュアル男性 n＝1,585		バイセクシュアル女性 n＝219		トランス女性 n＝178	
	n	(%)	n	(%)	n	(%)	n	(%)	n	(%)
10代										
陽性群(5-12点)	8	(34.8)	154	(44.8)	56	(47.5)	9	(47.4)	4	(57.1)
重症群(13点以上)	6	(26.1)	86	(25.0)	16	(13.6)	5	(26.3)	3	(42.9)
20代										
陽性群(5-12点)	76	(44.7)	1,521	(45.6)	337	(44.8)	48	(43.2)	25	(45.5)
重症群(13点以上)	36	(21.2)	584	(17.5)	96	(12.8)	31	(27.9)	14	(25.5)
30代										
陽性群(5-12点)	48	(39.3)	1,278	(42.9)	155	(38.9)	32	(53.3)	29	(52.7)
重症群(13点以上)	17	(13.9)	372	(12.5)	51	(12.8)	6	(10.0)	11	(20.0)
40代										
陽性群(5-12点)	17	(36.2)	1,001	(40.8)	92	(38.7)	8	(36.4)	17	(35.4)
重症群(13点以上)	2	(4.3)	251	(10.2)	21	(8.8)	1	(4.5)	12	(25.0)
50歳以上										
陽性群(5-12点)	4	(40.0)	264	(35.7)	29	(36.7)	3	(42.9)	8	(61.5)
重症群(13点以上)	—	(0.0)	43	(5.8)	2	(2.5)	—	(0.0)	1	(7.7)
全体										
陽性群(5-12点)	153	(41.1)	4,218	(42.8)	669	(42.2)	100	(45.7)	83	(46.6)
重症群(13点以上)	61	(16.4)	1,336	(13.6)	186	(11.7)	43	(19.6)	41	(23.0)

MTX：男性として生まれ，どちらでもない／どちらでもある性別として生きる人／生きたい人．
FTX：女性として生まれ，どちらでもない／どちらでもある性別として生きる人／生きたい人．

は41.2%，過去6ヵ月では17.8%であり，バイセクシュアル女性やトランス女性，トランス男性の受診率が高かった(**表7-2**)．また，抗うつ薬・抗不安薬・あるいは睡眠薬・睡眠導入薬・その他のメンタル系治療薬の服用歴は，過去6ヵ月間の受診経験者中79.4%であった(**表7-3**)．

これまでに受診歴がある者のうち医療スタッフに自分の性的指向や性自認について話した経験は39.3%，トランスジェンダーでは70%にのぼるがレズビアン・ゲイ・Xジェンダーにおいては40%前後，バイセクシュアルの男女の医療スタッフへのカミングアウト率は最も低かった(**表7-4**)．気分の落ち込み・不安・不眠などのメンタルの症状の最たる原因が性的指向や性自認であるとは言い切れないが，全くの関与がないとの断言は難しい．医療機関受診理由のひとつに性的指向や性自認の関与があったとしても，医療者がLGBTQについてどのような反応をするかわからず警戒心を解くことができず「本当の自分のことを話せずに」終わってしまう場合もあることだろう．メンタルヘルス専門の医療

	トランス男性 n＝98		MTX n＝1,161		FTX n＝332		その他 n＝1,270		全　体 n＝15,064		p値（カイ二乗検定）
	n	(%)	n	(%)	n	(%)	n	(%)	n	(%)	
									n＝722		
	6	(50.0)	41	(43.6)	12	(48.0)	37	(46.3)	327	(45.3)	0.320
	4	(33.3)	29	(30.9)	7	(28.0)	26	(32.5)	182	(25.2)	
									n＝5,665		
	17	(29.8)	230	(46.8)	78	(48.4)	263	(49.5)	2,595	(45.8)	p＜0.001
	18	(31.6)	125	(25.5)	44	(27.3)	136	(25.6)	1,084	(19.1)	
									n＝4,427		
	9	(40.9)	142	(43.8)	43	(45.3)	167	(44.7)	1,903	(43.0)	p＜0.001
	6	(27.3)	55	(17.0)	14	(14.7)	83	(22.2)	615	(13.9)	
									n＝3,275		
	—	(0.0)	79	(40.1)	17	(37.8)	98	(44.5)	1,329	(40.6)	p＜0.001
	3	(50.0)	40	(20.3)	6	(13.3)	36	(16.4)	372	(11.4)	
									n＝975		
	—	(0.0)	26	(47.3)	1	(16.7)	28	(43.1)	363	(37.2)	0.120
	1	(100.0)	2	(3.6)	—	(0.0)	5	(7.7)	54	(5.5)	
									n＝15,064		
	32	(32.7)	518	(44.6)	151	(45.5)	593	(46.7)	6,517	(43.3)	p＜0.001
	32	(32.7)	251	(21.6)	71	(21.4)	286	(22.5)	2,307	(15.3)	

(REACH Online 2016の調査結果より)

表7-2 医療機関の受診

	レズビアン n＝648		ゲ イ n＝5,713		バイセクシュアル男性 n＝960		バイセクシュアル女性 n＝370		トランス女性 n＝121	
	n	(%)	n	(%)	n	(%)	n	(%)	n	(%)
■これまでに，気分の落ち込み・不安・不眠などのメンタルの症状で，次の場所を利用したことがありますか？										
心理カウンセリング	167	(25.8)	825	(14.4)	98	(10.2)	118	(31.9)	36	(29.8)
心療内科	227	(35.0)	1,467	(25.7)	186	(19.4)	123	(33.2)	49	(40.5)
精神科	114	(17.6)	803	(14.1)	105	(10.9)	73	(19.7)	48	(39.7)
いずれかある	318	(49.1)	2,118	(37.1)	272	(28.3)	194	(52.4)	78	(64.5)
■過去6ヵ月間に，気分の落ち込み・不安・不眠などのメンタルの症状で，次の場所を利用したことがありますか？										
心理カウンセリング	45	(6.9)	230	(4.0)	34	(3.5)	35	(9.5)	12	(9.9)
心療内科	81	(12.5)	498	(8.7)	55	(5.7)	51	(13.8)	16	(13.2)
精神科	56	(8.6)	349	(6.1)	38	(4.0)	27	(7.3)	23	(19.0)
いずれかある	144	(22.2)	844	(14.8)	98	(10.2)	93	(25.1)	39	(32.2)
■性的指向や性自認を理由に体調が悪くても医療機関（メンタルヘルス関係に限らず）に行くことを我慢したことがありますか？										
ある	40	(6.2)	344	(6.0)	51	(5.3)	10	(2.7)	62	(51.2)
ない	597	(92.1)	5,084	(89.0)	853	(88.9)	354	(95.7)	55	(45.5)
覚えていない	8	(1.2)	249	(4.4)	51	(5.3)	4	(1.1)	4	(3.3)
無回答・無効回答	3	(0.5)	36	(0.6)	5	(0.5)	2	(0.5)	—	(0.0)

MTX：男性として生まれ，どちらでもない／どちらでもある性別として生きる人／生きたい人．
FTX：女性として生まれ，どちらでもない／どちらでもある性別として生きる人／生きたい人．

表7-3 メンタルヘルス服薬

	レズビアン n＝144		ゲ イ n＝844		バイセクシュアル男性 n＝98		バイセクシュアル女性 n＝93		トランス女性 n＝39	
	n	(%)	n	(%)	n	(%)	n	(%)	n	(%)
■過去6ヵ月間に，気分の落ち込み・不安・不眠などのメンタルの症状を改善・治療するためにメンタル系の治療薬を服用しましたか？※										
抗うつ薬	63	(43.8)	421	(49.9)	40	(40.8)	34	(36.6)	23	(59.0)
抗不安薬	63	(43.8)	392	(46.4)	31	(31.6)	47	(50.5)	18	(46.2)
睡眠薬・睡眠導入薬	70	(48.6)	480	(56.9)	48	(49.0)	43	(46.2)	23	(59.0)
その他のメンタル系治療薬	33	(22.9)	155	(18.4)	13	(13.3)	26	(28.0)	7	(17.9)
いずれかある	114	(79.2)	715	(84.7)	68	(69.4)	69	(74.2)	30	(76.9)

※過去6ヵ月間にメンタルの症状でいずれかの機関を利用したことがある者を分母とする．
MTX：男性として生まれ，どちらでもない／どちらでもある性別として生きる人／生きたい人．
FTX：女性として生まれ，どちらでもない／どちらでもある性別として生きる人／生きたい人．

機関の受診中であっても，自らのことを表出することができていないでいるこの現状は，LGBTQの多くの者にとってカミングアウトのハードルがいかに高いか，医療者からの差別や偏見を恐れている現実があることを示しているともいえるだろう．

	トランス男性 n＝183		MTX n＝599		FTX n＝718		その他 n＝1.457		全 体 n＝10,769		p値 (カイ二乗検定)
	n	(%)	n	(%)	n	(%)	n	(%)	n	(%)	
	53	(29.0)	126	(21.0)	227	(31.6)	371	(25.5)	2,021	(18.8)	$p<0.001$
	56	(30.6)	189	(31.6)	247	(34.4)	476	(32.7)	3,020	(28.0)	$p<0.001$
	67	(36.6)	122	(20.4)	166	(23.1)	299	(20.5)	1,797	(16.7)	$p<0.001$
	102	(55.7)	261	(43.6)	382	(53.2)	710	(48.7)	4,435	(41.2)	$p<0.001$
	19	(10.4)	30	(5.0)	77	(10.7)	135	(9.3)	617	(5.7)	$p<0.001$
	23	(12.6)	65	(10.9)	92	(12.8)	170	(11.7)	1,051	(9.8)	$p<0.001$
	31	(16.9)	62	(10.4)	96	(13.4)	146	(10.0)	828	(7.7)	$p<0.001$
	58	(31.7)	120	(20.0)	197	(27.4)	329	(22.6)	1,922	(17.8)	$p<0.001$
	71	(38.8)	77	(12.9)	109	(15.2)	135	(9.3)	899	(8.3)	$p<0.001$
	103	(56.3)	472	(78.8)	569	(79.2)	1,210	(83.0)	9,297	(86.3)	
	7	(3.8)	45	(7.5)	39	(5.4)	108	(7.4)	515	(4.8)	
	2	(1.1)	5	(0.8)	1	(0.1)	4	(0.3)	58	(0.5)	

(REACH Online 2019の調査結果より)

	トランス男性 n＝58		MTX n＝120		FTX n＝197		その他 n＝329		全 体 n＝1,922		p値 (カイ二乗検定)
	n	(%)	n	(%)	n	(%)	n	(%)	n	(%)	
	25	(43.1)	48	(40.0)	78	(39.6)	135	(41.0)	867	(45.1)	0.025
	29	(50.0)	56	(46.7)	83	(42.1)	133	(40.4)	852	(44.3)	0.108
	30	(51.7)	59	(49.2)	94	(47.7)	182	(55.3)	1,029	(53.5)	0.147
	13	(22.4)	20	(16.7)	44	(22.3)	76	(23.1)	387	(20.1)	0.126
	40	(69.0)	91	(75.8)	145	(73.6)	254	(77.2)	1,526	(79.4)	0.001

(REACH Online 2019の調査結果より)

一方，性的指向や性自認を理由に体調が悪くても医療機関に行くことを我慢した経験は，全体で8.3％であるがトランスジェンダーやXジェンダーが圧倒的に高率であり，医療機関へのアクセスが阻害され，障壁の高さがあることが如実に示されている(**表7-1**).

表7-4 心理カウンセリング・心療内科・精神科で医療者へのカミングアウト

	レズビアン n＝318		ゲ イ n＝2,118		バイセクシュアル 男性 n＝272		バイセクシュアル 女性 n＝194		トランス女性 n＝78	
	n	(%)	n	(%)	n	(%)	n	(%)	n	(%)
■医療スタッフに自分の性的指向や性自認について話したことはありますか？※										
ある	135	(42.5)	903	(42.6)	56	(20.6)	54	(27.8)	61	(78.2)
ない	175	(55.0)	1,174	(55.4)	212	(77.9)	134	(69.1)	16	(20.5)
覚えていない	8	(2.5)	36	(1.7)	4	(1.5)	6	(3.1)	1	(1.3)
無回答・無効回答	—	(0.0)	5	(0.2)	—	(0.0)	—	(0.0)	—	(0.0)

※これまでにメンタルの症状でいずれかの機関を利用したことがある者を分母とする.
MTX：男性として生まれ，どちらでもない／どちらでもある性別として生きる人／生きたい人.
FTX：女性として生まれ，どちらでもない／どちらでもある性別として生きる人／生きたい人.

Ⅲ 医師にできること

労働安全衛生法の改正により2015年12月より51人以上の労働者を抱える事業者はストレスチェックをすることが義務化された．ストレス過多であるとスクリーニングされた場合，医師との面接や保健師からの健康支援の面談などが設定されることや，それを機に近医の受診につながることもあるだろう．LGBTQの健康課題としてメンタルヘルスの不調があることが前述の通り全国調査で示されたことから，ストレスチェックで反応があった者のなかにも，性的指向や性自認に関連した職場でのストレスや葛藤を感じている者が存在することに想像力を巡らせることが求められる．

性的指向や性自認といったセクシュアリティに関することは「自分とは何か」というアイデンティティを構成する重要な要素である．それをひた隠しにして社会生活を送っていることで，自分を偽っている，あるいは二重の自己を生きているような感覚がもたらされ，つらさや罪悪感，ストレスとして感じられることもあるだろう．自分が直接的に差別や偏見の対象となるような出来事に出会わなくても，テレビ番組で嘲笑されているシーンをみれば差別の代償経験ともなり，自己否定感を抱え続けたりありのままに生きられない日常が続くことが，「生きることができなくなりそう」なほどの重大なストレスになり得る[5]．それゆえにメンタルヘルスの専門家への受診時でさえ，性的指向や性自認を話すことに制限をしなければならない者がいることに理解を要する．医師の側が目の前の患者の性的指向は異性愛であろう，性別や身体への違和感を感じたり，葛藤や苦悩がある人が自分の外来に来るはずはない，といった思い込みをもっているならば，無自覚ながら多様性を排除するような言葉掛けを診察室でしてしまうことにもつながる．これまでにLGBTQの受診はなかったという医師もおられるが，いなかったことを説明する根拠はどういったものがあるだろうか．診察場面でいわれなかった，話されなかったイコール受診者にいなかったとは到底いえないだろう．自分の患者のなかにも当事者はいるかもしれない，気づいていないだけで当然存在するであろうという認識をまずはもつことが求められる．

	トランス男性 n=102		MTX n=261		FTX n=382		その他 n=710		全　体 n=4,435		p値 (カイ二乗検定)
	n	(%)	n	(%)	n	(%)	n	(%)	n	(%)	
	80	(78.4)	105	(40.2)	147	(38.5)	203	(28.6)	1,744	(39.3)	p<0.001
	20	(19.6)	147	(56.3)	222	(58.1)	487	(68.6)	2,587	(58.3)	
	2	(2.0)	7	(2.7)	13	(3.4)	19	(2.7)	96	(2.2)	
	—	(0.0)	2	(0.8)	—	(0.0)	1	(0.1)	8	(0.2)	

(REACH Online 2019の調査結果より)

最後に先進的な取り組みをしている病院の事例を紹介する．宝塚市立病院では，病院のホームページにLGBTQの社会運動のシンボルとして世界中で使われているレインボーフラッグを小さく表示し，そこをクリックすれば性的指向と性自認の多様性について「当院の取り組み内容」といった情報提供のコンテンツが表示される工夫をしているものだ．レインボーフラッグを知っている人(多くの場合は当事者であろう)にこっそり知らせようとする取り組みともいえるが，手術や検査の同意書に親族・保証人・法定代理人・同性パートナーが患者と連名で署名できるようにしていることや，プラスチックの診察券に性別表示の刻印は一切していないこと，診察や検査時に通常はフルネームでの呼び出しであるが申し出に応じて，名字だけ・通称・指さしフルネーム確認など柔軟に対応することなどが書かれている．こういった病院の姿勢や実践的な取り組みをあらかじめ公にして広く示すことも，多様性の尊重の一助になると思われる．

参考文献

1) 日高庸晴：ゲイ・バイセクシュアル男性の異性愛者的役割葛藤と精神的健康に関する研究. 思春期学, 18 (3)：264-272, 2000.

2) アーヴィング・ゴッフマン(著), 石黒 毅(訳)：スティグマの社会学―烙印を押されたアイデンティティ 改訂版. せりか書房, 東京, 2001.

3) Kessler RC, Andrews G, Colpe LJ, et al：Short screening scales to monitor population prevalences and trends in nonspecific psychological distress. Psychol Med, 32 (6)：959-976, 2002.

4) 川上憲人, 近藤恭子, 柳田公佑, 他：成人期における自殺予防対策の在り方に関する精神保健的研究 平成16年度厚生労働科学研究費補助金こころの健康科学研究事業「自殺の実態に基づく予防対策の推進に関する研究」総括・分担研究報告書. 2004.

5) 日高庸晴：厚生労働科学研究費補助金エイズ対策研究推進事業 ゲイ・バイセクシュアル男性の健康レポート2015. http://health-issue.jp/Health_Report_2015.pdf314-321, 2017.

(日高庸晴)

08

LGBTQの健康課題
―学齢期におけるいじめ被害・不登校・自傷行為・自殺未遂の現状―

POINT

- いじめ被害率は高く，LGBTQの多くが性的指向や性自認・性別表現に関連する言葉の暴力（verbal abuse）による被害を経験している．
- 自傷行為のうち「刃物などでわざと自分の身体を切るなどして傷つけた」ことは全体で10.5%，10代に限定すれば22.9%であった．とりわけレズビアン，バイセクシュアル女性，トランス女性，トランス男性，FTXに高率であった．
- 異性愛男性と比較してゲイ・バイセクシュアル男性の自殺未遂リスクは5.98倍高い．

はじめに

国内外の研究でLGBTQは学齢期にいじめ被害・不登校・自傷行為や自殺未遂などの経験率が他集団に比して明らかに高率であることがたびたび示されている．本稿では国内在住のLGBTQ当事者やそれ以外の集団を対象にしたライフイベントについて複数のデータを用いて報告する．

I いじめ被害

2016年実施のLGBTQ対象の全国インターネット調査（有効回答数15,064人）[1]では全体の58.2%が小中高のいずれかでいじめ被害経験があり，トランス女性（68.0%）やMTX（62.8%），トランス男性（58.2%），ゲイ（58.5%），バイセクシュアル男性（53.2%）にその被害経験率が高かった（**表8-1**）．「ホモ・おかま・おとこおんな」といった言葉の暴力の被害は，いじめ被害経験者のうち63.8%が経験しており，トランス女性（76.9%），MTX（73.4%），トランス男性（71.9%），ゲイ（67.0%）に突出してその被害が集中していた（**表8-2**）．男らしさ・女らしさの価値観や規範は就学前から内面化されていくものであるが，子どもの人間関係において「男の子の色」，「女の子の色」といったことをはじめとする，社会的に形成され内面化された「男らしさ・女らしさ」といったその価値観と少しでも異なる性別表現（言葉遣いやしぐさ，色の好みや服装など）があれば，子ども同士でそこを見逃さずしっかり捉えいじめの発生へとつながっている．

世の中の最大公約数としての「男らしさ・女らしさ」から逸脱した場合は排除につながり，性的指向や性自認に関連する言葉のいじめにとどまらず，その延長として服を脱がすといった行為にまでおよぶ．いじめ被害経験者のうち18.3％が服を脱がされており，言葉のいじめ被害同様にトランス女性(25.6％)，MTX(22.8％)，ゲイ(18.8％)，バイセクシュアル男性(19.1％)の被害が目立っている(**表8-2**)．場合によってはそのいじめの場面が写真や動画に撮られ，SNSにアップされることも実際に起ってしまっている．一連のいじめは，暴行・恐喝・脅迫などが伴う犯罪でありセクシュアリティに関連することゆえ性暴力ともいえるであろうが，学校のなかで発生しているゆえに「いじめ」や「からかい」といった受け止めや処理のされ方をしてしまっている．子ども同士のことだからという受け止めをするのではなく，人を傷つけることは絶対にしてはいけないと毅然としたメッセージを教師や保護者から示すことも重要である．

しかしながら多くの場合，学齢期に学校で起こっているいじめにもかかわらず，教師や学校は十分な対策や対応ができておらず，実際にいじめ被害経験者のうち「先生が解決に役に立ってくれた」と思えている者はわずか13.6％であり，10代の被害者に限定しても19.9％であった．つまりいまの10代のいじめ被害者の5人に1人程度しか，解決にあたって教師の役立ちがあったと認識できていないということだ．教師や学校に求められることが多岐にわたる現在，教育現場の多忙さや疲弊感は膨大であろうが，LGBTQに関する取り組みは「子どもの命を守ること」に直結するという理解を一層要するといわざるを得ない．

また，不登校の経験率は全体で21.1％であるがいずれのセクシュアリティにおいても若年層の経験率が明らかに高く10代に限定すれば31.9％，トランス女性(57.1％)，トランス男性(58.3％)，FTX(68.0％)に経験があり，レズビアン・ゲイ・バイセクシュアルにおいては約30％前後であった(**表8-3**)．

2019年の全国インターネット調査(有効回答数10,769人)[2]におけるいじめ被害経験率は回答者全体で59.6％であり，2016年調査とほぼ同等の結果であった．いじめ被害経験者中「いじめに遭っていることを知っている人がいた」は76.9％であり，「助けてくれる人やかばってくれる人」がいた者はわずか36.7％であった．

自傷行為(**表8-4**)については4つの指標でたずねており，「むちゃ食い」は全体で46.9％，10代に限定すると44.2％，「やせるために食べたものを吐いた」は全体で6.0％，10代では5.8％，「やせるために大量の下剤を使った」は全体としては比較的低率で2.3％，10代で2.4％であった．また，「刃物でわざと身体を切るなどして傷つけた」行為は全体で10.5％，10代に限定すれば22.9％の経験率であることがわかっている．いわゆるリストカットと呼ばれる行為に属するこれらの経験は10～20代の若年層に顕著である．10代のレズビアン(47.8％)，ゲイ(16.9％)，バイセクシュアル男性(15.3％)，バイセクシュアル女性(42.1％)，トランス女性(42.9％)，トランス男性(50％)であり，10代のゲイ・バイセクシュアル男性の経験率は首都圏男子中高生の7.5％[3]と比較するとおよそ2倍の自傷行為経験率であることは以前の国内研究においても示されていたところだが，レズビアンやバイセクシュアル女性，トランスジェンダーのそれはさらに高率であり，LGBTQの思春期・青年期の若者の理解と援助を考えるうえで，臨床医が知っておかなければいけない現実の1つである．

表8-1 小・中・高のいじめ被害経験率

	レズビアン n＝372		ゲ イ n＝9,849		バイセクシュアル男性 n＝1,585		バイセクシュアル女性 n＝219		トランス女性 n＝178	
	n	(%)	n	(%)	n	(%)	n	(%)	n	(%)
■これまでの学校生活(小・中・高)で，いじめられたことがありますか？										
ある	178	(47.8)	5,763	(58.5)	844	(53.2)	120	(54.8)	121	(68.0)

表8-2 小・中・高のいじめ被害の内訳

	レズビアン n＝178		ゲ イ n＝5,763		バイセクシュアル男性 n＝844		バイセクシュアル女性 n＝120		トランス女性 n＝121	
	n	(%)	n	(%)	n	(%)	n	(%)	n	(%)
■これまでの学校生活(小・中・高)で，「ホモ・おかま・おとこおんな」といった言葉でいじめられたことがありますか？(複数回答)*1										
小・中・高いずれかであった	26	(14.6)	3,862	(67.0)	463	(54.9)	20	(16.7)	93	(76.9)
■これまでの学校生活(小・中・高)で，服を脱がされるといったいじめがありましたか？(複数回答)*1										
小・中・高いずれかであった	8	(4.5)	1,083	(18.8)	161	(19.1)	3	(2.5)	31	(25.6)
■あなたがいじめにあっていた時，先生はいじめの解決に役に立ってくれたと思いますか？*1										
	27	(15.2)	761	(13.2)	142	(16.8)	14	(11.7)	11	(9.1)

＊1：これまでの学校生活(小・中・高)でいじめられたことがある者を分母とする.

表8-3 不登校経験率

		レズビアン n＝372		ゲ イ n＝9,849		バイセクシュアル男性 n＝1,585		バイセクシュアル女性 n＝219		トランス女性 n＝178	
		n	(%)	n	(%)	n	(%)	n	(%)	n	(%)
■これまでの学校生活(小・中・高)で，不登校になったことがありますか？											
10代	n＝722	7	(30.4)	99	(28.8)	29	(24.6)	6	(31.6)	4	(57.1)
20代	n＝5,665	48	(28.2)	737	(22.1)	141	(18.8)	32	(28.8)	19	(34.5)
30代	n＝4,427	27	(22.1)	596	(20.0)	59	(14.8)	15	(25.0)	16	(29.1)
40代	n＝3,275	4	(8.5)	408	(16.6)	35	(14.7)	6	(27.3)	14	(29.2)
50歳以上	n＝975	1	(10.0)	87	(11.8)	7	(8.9)	—	(0.0)	6	(46.2)
全 体	n＝15,064	87	(23.4)	1,927	(19.6)	271	(17.1)	59	(26.9)	59	(33.1)

II 自殺未遂経験率

LGBTQの健康課題のうち最も深刻なものの1つが自殺念慮率や自殺未遂率の高さであろう．既遂事例の背景要因として性的指向や性自認などの関与を示す学術的な国内データはなく，そもそもその検証は極めて困難であるため量的データとして救急医療の現場からの報告もこれまでにない.

筆者は，疫学調査の手法にインターネットの援用が試行され始めたその黎明期ともいえ

	トランス男性 n＝98		MTX n＝1,161		FTX n＝332		その他 n＝1,270		全　体 n＝15,064		p値（カイ二乗検定）
	n	(%)	n	(%)	n	(%)	n	(%)	n	(%)	
	57	(58.2)	729	(62.8)	180	(54.2)	772	(60.8)	8,764	(58.2)	＜0.001

（文献1）より）

	トランス男性 n＝57		MTX n＝729		FTX n＝180		その他 n＝772		全　体 n＝8,764		p値（カイ二乗検定）
	n	(%)	n	(%)	n	(%)	n	(%)	n	(%)	
	41	(71.9)	535	(73.4)	76	(42.2)	479	(62.0)	5,595	(63.8)	＜0.001
	6	(10.5)	166	(22.8)	13	(7.2)	131	(17.0)	1,602	(18.3)	＜0.001
	6	(10.5)	109	(15.0)	24	(13.3)	97	(12.6)	1,191	(13.6)	0.123

（文献1）より）

	トランス男性 n＝98		MTX n＝1,161		FTX n＝332		その他 n＝1,270		全　体 n＝15,064		p値（カイ二乗検定）
	n	(%)	n	(%)	n	(%)	n	(%)	n	(%)	
	7	(58.3)	33	(35.1)	17	(68.0)	28	(35.0)	230	(31.9)	0.014
	21	(36.8)	152	(31.0)	42	(26.1)	142	(26.7)	1,334	(23.5)	＜0.001
	5	(22.7)	78	(24.1)	22	(23.2)	107	(28.6)	925	(20.9)	0.015
	1	(16.7)	45	(22.8)	9	(20.0)	47	(21.4)	569	(17.4)	0.063
	—	(0.0)	4	(7.3)	—	(0.0)	12	(18.5)	117	(12.0)	0.010
	34	(34.7)	312	(26.9)	90	(27.1)	336	(26.5)	3,175	(21.1)	＜0.001

（文献1）より）

る1999年に，ゲイ・バイセクシュアル男性を対象にした全国調査を初めて実施した（有効回答数1,025人）．研究参加者のうち15.1％に自殺未遂経験があり[4]，自殺未遂の関連要因をロジスティック回帰分析で詳細に検討した結果，最終学歴が大卒以上である場合はそれ以外より0.54倍と自殺未遂リスクを半減させ，精神的ストレスは2.1倍，ホモ・おかまといった言葉によるいじめ被害（verbal abuse）経験は1.6倍，女性との性経験は1.7倍，6人以上に性的指向をカミングアウトしていれば3.2倍，インターネットを通じた男性との出会い経験は1.6倍それぞれ自殺未遂に関連が示されそのリスクを高めていた[4]．2005年に

表8-4 自傷行為経験率

		レズビアン n＝372		ゲ イ n＝9,849		バイセクシュアル男性 n＝1,585		バイセクシュアル女性 n＝219		トランス女性 n＝178	
		n	(%)	n	(%)	n	(%)	n	(%)	n	(%)
■これまでに，次にあげる症状や行動を経験したことがありますか？（複数回答）											
むちゃ食いをした											
10代	n＝722	7	(30.4)	146	(42.4)	57	(48.3)	9	(47.4)	3	(42.9)
20代	n＝5,665	87	(51.2)	1,589	(47.6)	342	(45.5)	71	(64.0)	41	(74.5)
30代	n＝4,427	53	(43.4)	1,451	(48.7)	194	(48.7)	29	(48.3)	33	(60.0)
40代	n＝3,275	10	(21.3)	1,082	(44.1)	104	(43.7)	8	(36.4)	22	(45.8)
50歳以上	n＝975	1	(10.0)	260	(35.2)	28	(35.4)	1	(14.3)	6	(46.2)
全 体	n＝15,064	158	(42.5)	4,528	(46.0)	725	(45.7)	118	(53.9)	105	(59.0)
やせるために食べた物を吐いた											
10代	n＝722	3	(13.0)	21	(6.1)	3	(2.5)	1	(5.3)	—	(0.0)
20代	n＝5,665	17	(10.0)	186	(5.6)	24	(3.2)	17	(15.3)	4	(7.3)
30代	n＝4,427	27	(22.1)	180	(6.0)	19	(4.8)	9	(15.0)	11	(20.0)
40代	n＝3,275	5	(10.6)	114	(4.6)	6	(2.5)	1	(4.5)	6	(12.5)
50歳以上	n＝975	1	(10.0)	13	(1.8)	2	(2.5)	1	(14.3)	1	(7.7)
全 体	n＝15,064	53	(14.2)	514	(5.2)	54	(3.4)	29	(13.2)	22	(12.4)
やせるために大量の下剤を使った											
10代	n＝722	1	(4.3)	4	(1.2)	3	(2.5)	1	(5.3)	—	(0.0)
20代	n＝5,665	9	(5.3)	57	(1.7)	12	(1.6)	4	(3.6)	3	(5.5)
30代	n＝4,427	2	(1.6)	69	(2.3)	9	(2.3)	3	(5.0)	3	(5.5)
40代	n＝3,275	—	(0.0)	54	(2.2)	6	(2.5)	—	(0.0)	3	(6.3)
50歳以上	n＝975	1	(10.0)	18	(2.4)	2	(2.5)	—	(0.0)	1	(7.7)
全 体	n＝15,064	13	(3.5)	202	(2.1)	32	(2.0)	8	(3.7)	10	(5.6)
刃物などでわざと自分の身体を切るなどして傷つけた											
10代	n＝722	11	(47.8)	58	(16.9)	18	(15.3)	8	(42.1)	3	(42.9)
20代	n＝5,665	47	(27.6)	401	(12.0)	67	(8.9)	30	(27.0)	10	(18.2)
30代	n＝4,427	23	(18.9)	240	(8.1)	24	(6.0)	11	(18.3)	6	(10.9)
40代	n＝3,275	4	(8.5)	120	(4.9)	16	(6.7)	2	(9.1)	7	(14.6)
50歳以上	n＝975	1	(10.0)	24	(3.2)	3	(3.8)	2	(28.6)	1	(7.7)
全 体	n＝15,064	86	(23.1)	843	(8.6)	128	(8.1)	53	(24.2)	27	(15.2)

5,731人の同集団を対象に実施した調査で示された自殺未遂率は14％であり，実施時期と研究参加者数を違えた調査であっても再現性のある結果が得られている[5)]．トランスジェンダーの自殺念慮経験率は臨床データで示されておりトランス女性(71.2％)，トランス男性(57.1％)，自殺未遂率はトランス女性(14.0％)，トランス男性(9.1％)と報告[6)]されている．

	トランス男性 n＝98		MTX n＝1,161		FTX n＝332		その他 n＝1,270		全 体 n＝15,064		p値 (カイ二乗検定)
	n	(%)	n	(%)	n	(%)	n	(%)	n	(%)	
	4	(33.3)	41	(43.6)	12	(48.0)	40	(50.0)	319	(44.2)	0.442
	26	(45.6)	272	(55.4)	73	(45.3)	267	(50.3)	2,768	(48.9)	<0.001
	11	(50.0)	168	(51.9)	41	(43.2)	182	(48.7)	2,162	(48.8)	0.008
	3	(50.0)	108	(54.8)	14	(31.1)	115	(52.3)	1,466	(44.8)	<0.001
	1	(100.0)	18	(32.7)	1	(16.7)	31	(47.7)	347	(35.6)	<0.001
	45	(45.9)	607	(52.3)	141	(42.5)	635	(50.0)	7,062	(46.9)	<0.001
	2	(16.7)	8	(8.5)	1	(4.0)	3	(3.8)	42	(5.8)	0.438
	6	(10.5)	38	(7.7)	20	(12.4)	35	(6.6)	347	(6.1)	<0.001
	1	(4.5)	32	(9.9)	11	(11.6)	33	(8.8)	323	(7.3)	<0.001
	2	(33.3)	20	(10.2)	2	(4.4)	15	(6.8)	171	(5.2)	<0.001
	—	(0.0)	2	(3.6)	1	(16.7)	1	(1.5)	22	(2.3)	0.125
	11	(11.2)	100	(8.6)	35	(10.5)	87	(6.9)	905	(6.0)	<0.001
	1	(8.3)	1	(1.1)	—	(0.0)	6	(7.5)	17	(2.4)	0.188
	—	(0.0)	17	(3.5)	6	(3.7)	12	(2.3)	120	(2.1)	<0.001
	1	(4.5)	9	(2.8)	7	(7.4)	7	(1.9)	110	(2.5)	0.154
	—	(0.0)	8	(4.1)	1	(2.2)	3	(1.4)	75	(2.3)	<0.001
	—	(0.0)	2	(3.6)	—	(0.0)	—	(0.0)	24	(2.5)	0.667
	2	(2.0)	37	(3.2)	14	(4.2)	28	(2.2)	346	(2.3)	<0.001
	6	(50.0)	26	(27.7)	12	(48.0)	23	(28.8)	165	(22.9)	<0.001
	20	(35.1)	83	(16.9)	53	(32.9)	95	(17.9)	806	(14.2)	<0.001
	7	(31.8)	30	(9.3)	19	(20.0)	42	(11.2)	402	(9.1)	<0.001
	—	(0.0)	13	(6.6)	4	(8.9)	18	(8.2)	184	(5.6)	<0.001
	—	(0.0)	1	(1.8)	—	(0.0)	—	(0.0)	32	(3.3)	0.041
	33	(33.7)	153	(13.2)	88	(26.5)	178	(14.0)	1,589	(10.5)	<0.001

LGBTQ当事者を対象にした疫学調査や臨床データだけではLGBTQ以外の集団との比較検証には至らず，現段階でわが国唯一の自殺未遂と性的指向の関連を検証した大規模な街頭調査の結果を紹介する．都会の繁華街の街頭でランダムに4,650人に声掛けをして，取込基準にあてはまり研究参加の同意を得られた若者男女2,095人から回答が得られた疫学

研究がある．解析の結果，自殺未遂の生涯経験率は9％（男性6％，女性11％）であり，自殺未遂に関連する要因を男女別に検討したところ，男性においてのみ性的指向以外の他の要因の影響を調整してもなお性的指向が自殺未遂リスクを高める決定的要因であり，異性愛男性と比較してゲイ・バイセクシュアル男性の自殺未遂リスクは5.98倍[7]高いことがわかっている．この街頭調査では女性において性的指向との関連は示されておらず，さらなる検証のための後続研究が必要である．

Ⅲ 高校生1万人調査による再現性のある調査結果

筆者と三重県男女共同参画センターによる高校生（全日制）10,063人（有効回収率90.3％）を対象にした調査の結果（**表8-5**）を概観すると，先の全国インターネット調査の結果を再現しているともいえる類似の結果が得られている．全回答者のうちLGBTQ（2.8％）やXジェンダー（5.0％），クエスチョニング（2.1％）の存在が推測され，これらを合算すると10％程度がLGBTQあるいはその他のセクシュアルマイノリティであると推定され，「LGBTQ当事者」と分類した．また，「好きになる性がない，選択肢のなかにあてはまるものがない」と回答した者が一定数存在したが（1.5％），この度の分析の操作定義上，「その他」に分類したうえで，解析を進めた．前述のインターネット調査の結果と同様に，高校生においてもLGBTQ当事者が学校で直面する困難な出来事があることが示されている．いじめ被害の内容について詳細にたずねたところ，持ち物を隠されたり，壊されたりしたこと，「女（男）らしくない」，「おかま」，「ホモ」，「レズ」などといわれたこと，無視や仲

表8-5 いじめ被害経験

	LGBT当事者 n＝1,003		非当事者 n＝8,910		その他 n＝150		全 体 n＝10,063		p値 (カイ二乗検定)
	n	(%)	n	(%)	n	(%)	n	(%)	
■今までに次のような経験がありますか【された経験】（複数回答）									
持ち物を隠されたり，壊されたりしたこと	306	(30.5)	1,885	(21.2)	36	(24.0)	2,227	(22.1)	＜0.001
「女（男）らしくない」「おかま」「ホモ」「レズ」などといわれたこと	294	(29.3)	868	(9.7)	14	(9.3)	1,176	(11.7)	＜0.001
無視や仲間はずしをされたこと	357	(35.6)	1,647	(18.5)	37	(24.7)	2,041	(20.3)	＜0.001
無理やりおごらされたこと	56	(5.6)	252	(2.8)	9	(6.0)	317	(3.2)	＜0.001
なぐる・蹴る・大声で怒鳴る・脅すなどの行為をされたこと	195	(19.4)	817	(9.2)	22	(14.7)	1,034	(10.3)	＜0.001
無理やり服を脱がされるなど，わざと恥ずかしい思いをさせられたこと	41	(4.1)	146	(1.6)	3	(2.0)	190	(1.9)	＜0.001
インターネットやSNSでいやがらせを受けとこと	114	(11.4)	472	(5.3)	12	(8.0)	598	(5.9)	＜0.001
その他のいやがらせを受けたこと	35	(3.5)	73	(0.8)	4	(2.7)	112	(1.1)	＜0.001
いじめ被害に関する経験にいずれか1つあてはまる	616	(61.4)	3,414	(38.3)	63	(42.0)	4,093	(40.7)	＜0.001

（三重県高校生 多様な性と生活についてのアンケート調査結果より）

間はずしをされたこと，といったこれらの被害経験は当事者のおよそ30％に経験があった．なぐる・蹴る・大声で怒鳴る・脅すなどの行為は19.4％が経験していた．また，これらいずれか1つでも該当するLGBTQ当事者は61.4％であり，非当事者における経験率38.3％と比較しても明らかに高く，「その他」における被害経験率は42.0％でありLGBTQに次いで高かった．

Ⅳ 思春期・青年期の患者の背景にあるもの

性的指向と性自認，性別表現などがマジョリティと少しだけ異なる場合があるLGBTQの若者であるが，その少しの差異に関連してこれだけ多くのネガティブイベントが思春期・青年期に集中して発生していることが複数の国内研究によって明らかにされ，これは欧米諸外国における先行研究とほぼ同様の結果となっている．性の多様性の尊重とその豊かな社会の実現を目指す現在，ネガティブイベントが発生している実態を明らかにすることは負の側面を明らかにすることにつながったりつらい現実を知ることになったりするだけ，という考えもあるだろう．しかしながらとりわけ保健医療領域においては，LGBTQ当事者の健康課題の現状把握を進めるなかで，LGBTQ以外の集団と比較してどれほど高率であるのかなどその実態を詳細に明確化するとともに，丁寧にリスクの推定をしていくこと，疫学調査を継続的に実施することによって再現性のあるデータであるかを検証することが求められる．そういった1つ1つの調査結果の積み重ねによって提示されるエビデンスが国や自治体の施策につながるとともに，医師や保健師をはじめとする保健医療領域の専門家の職能団体にも影響を与えると思われる．思春期・青年期の患者を診るときLGBTQである可能性に想像力をもつことや，その背景にはさまざまな背景要因があるかもしれない，という視点で臨床に臨んでいただきたい．

参考文献

1) 日高庸晴：LGBT当事者の意識調査 ～いじめ問題と職場環境等の課題～. https://www.health-issue.jp/reach_online2016_report.pdf
2) 日高庸晴：第2回LGBT当事者の意識調査 ～世の中の変化と、当事者の生きづらさ～. https://health-issue.jp/gay-report/2019/index.html
3) Matsumoto T, Imamura F：Self-injury in Japanese junior and senior high-school students：Prevalence and association with substance use. Psychiatry Clin Neurosci, 62 (1)：123-125, 2008.
4) Hidaka Y, Operario D：Attempted suicide, psychological health and exposure to harassment among Japanese homosexual, bisexual or other men questioning theirsexual orientation recruited via the Internet. J Epidemiol Community Health, 60 (11)：962-967, 2006.
5) 日高庸晴：厚生労働科学研究費補助金エイズ対策研究推進事業 ゲイ・バイセクシュアル男性の健康レポート2015. http://health-issue.jp/Health_Report_2015.pdf
6) 針間克己, 石丸径一郎：性同一性障害と自殺. 精神科治療学, 25 (2)：247-251, 2010.
7) Hidaka Y, Operario D, Takenaka M, et al：Attempted suicide and associated risk factors among youth in urban Japan. Soc Psychiatry Psychiatr Epidemiol, 43 (9)：752-757, 2008.

（日高庸晴）

09

日本におけるセクシュアルマイノリティ女性に関する研究

POINT

- セクシュアルマイノリティ女性には,「セクシュアルマイノリティ」と「女性」という2側面からの支援が重要.
- 研究が少ないということは, その問題が矮小化されている結果ではないか? と考えてみよう.
- セクシュアルマイノリティ女性に対して医療を行う際には, 家父長的な態度・言動を認識し改める.

I セクシュアルマイノリティ女性に関する研究の背景

筆者はこれまで, 看護学や助産学の研究の一環として, レズビアンやバイセクシュアル女性, FtMあるいはFtX, そしてトランス女性の, 健康や幸福について追究してきた. こうした研究に着手し始めたのはおよそ15～20年前で, 当時, 国内ではほとんど取り組まれていない研究分野であったが, 欧米などでは医師や看護師らhealth providerを対象とした研究や, health provider自身よる研究が2000年代に入り活発化していた. アメリカでは1999年に, 全米医学アカデミー(出版当時はアメリカ医学研究所, Institute of Medicine : IOM)がLesbian health : Current assessment and Direction for the Future 1st Edを出版した頃であった[1].

日本では, いまでも欧米と同じレベルで研究が展開されているとは言い難く, その理由はセクシュアルマイノリティ女性の顕在化がされにくく[2], 統計的分析に耐えるだけの対象者を捉えにくいことが関連している. また, たとえばAIDSのような公衆衛生上の課題が, セクシュアルマイノリティ女性には見出だされてこなかったことも要因としてあげられる. その他にも, セクシュアルマイノリティ研究におけるジェンダーギャップがある[3]. 前述のIOMでは, レズビアンなどセクシュアルマイノリティの女性に関する研究の課題として, ①先行研究間で性的指向の定義が一致していないこと, ②先行研究を貫く標準化された尺度がないこと, ③集団が小さいため研究結果を一般化するには限界があることおよびコントロール群や比較群を設定できないことで他の集団と比較することが難しいこと, ④長期に渡って収集されたデータがないことをあげている.

つまり, 日本におけるセクシュアルマイノリティ女性に関する研究の際には, これらの課題の克服が必要となる．こうした課題に対処するには，少数の研究参加者から得られるデータで成立し得る研究デザインも検討するべきだ．一方でセクシュアルマイノリティに注目した事例研究のなかに，研究目的や意義が健康課題にどう寄与するのか必ずしも明確でなく，同性愛者や性別違和をもつ人を希少な症例として報告しているようにみえるものもある．必ずしも疾病モデルに依拠しない，健康を維持するレズビアンやトランス女性の強みやレジリエンシーを，ヘルスプロモーションの視点に立って明らかにするようなアプローチが重要だ．

なぜセクシュアルマイノリティ女性の健康がこうした状況（不可視・矮小化）に陥っているのかを理解するには，医療や保健分野の先行研究だけでなく，ジェンダー学や女性学などの知見を参照すべきだ．ClearとCarryeは，「家父長制から解放された枠組みに基づいて」研究や実践を進めることを求めている[4]．医学や保健領域の専門家にとって，「家父長制」などの用語は聞き慣れないかもしれないが，セクシュアルマイノリティ女性に関する研究を行う際には，こうした社会的側面の理解は必須となる．

II セクシュアルマイノリティ女性の事例研究

事例研究の例として，筆者が実施した2つのテーマについて紹介したい．

2009～2011年には，レズビアンまたはバイセクシュアルの自認があって，医療機関で「よい経験」をした元患者に話を聞き，その相手の医師・看護師を訪ねて話を聞いた．両者の話を比較して，実際に両者にどんな関係性があったのか？ セクシュアルマイノリティ女性にとってどのようなことがよかったのか？ をみつけ出そうとする試みであった．この調査では，計6組の患者と医療者の事例に出会った．その結果，同性パートナーをもつセクシュアルマイノリティ女性の場合，医療者のグッド・プラクティスとして，患者がカミングアウトをしなくても，医師などが診察時の立ち合いを患者が望むならば患者の付き添い者にそれを許可するなどの対応をすることをきっかけとして，セクシュアルマイノリティ女性はパートナーが医師などに重要他者として尊重される経験ができ，治療が継続しやすくなった事例がある[5]．そもそもレズビアンのソーシャルサポートネットワークは，同性パートナーやカミングアウトしている友人であることが多い[6]．医療者が同性パートナーを患者の重要他者として尊重することは治療にプラスとなるのである．

2019～2021年（現在）に行った，同性パートナーと子どもをもち育てようとするセクシュアルマイノリティ女性への縦断調査では，家族形成に焦点を当てた．調査開始期には誰も予想していなかったコロナ禍がセクシュアルマイノリティ女性の暮らしにも影響を与えた．感染症流行は人々の間に社会的距離を必要とし，人間関係形成には阻害因子となる一方で，同居家族の重要性を相対的に高めた．緊急事態宣言下でも同性カップルは育児の協働を進めており，研究参加者であるセクシュアルマイノリティ女性の家族形成はまさに現在も進行中である．

先行研究では，レズビアン女性の人工授精などによる妊娠・出産の報告が多くある[7]．

表9-1 日本における無作為抽出調査からみたセクシュアルマイノリティ人口

名古屋市	タイトル：性的少数者(セクシュアルマイノリティ)など性別にかかわる市民意識調査 実施時期：2018年 対象：市内居住満18歳以上 10,000人 「性的少数者の当事者ですか」はい1.6%・無回答3.2% https://www.city.nagoya.jp/sportsshimin/cmsfiles/contents/0000112/112536/30hokokusho.pdf
長野市	タイトル：性的少数者(セクシュアルマイノリティ)関する意識調査 実施時期：2018年 対象：市内在住20歳以上75歳未満 2,000人 あなたの周りに性的少数者はいますか「あなた自身」4.5%(3人) https://www.city.nagano.nagano.jp/uploaded/attachment/318114.pdf
大阪市	タイトル：大阪市民の働き方と暮らしの多様性と共生にかんするアンケート 住実施時期：2019年 対象：民基本台帳単純無作為抽出18～59歳の 15,000人 ゲイ・レスビアン・バイセクシュアル・アセクシュアル・決めたくない・決めていない・トランスジェンダーの合計8.2% https://osaka-chosa.jp/files/20191108osakachosa_report.pdf
岡山市	タイトル：性的マイノリティに関する市民意識調査 実施時期：2019年 対象：18歳以上の男女 3,000人 「あなたは性的マイノリティの当事者だと思いますか？」はい1.1% はいの内訳： 「好きになる性が少数派」58.3% 「『こころ』と『からだ』の性が一致していないことがある」41.7% 「その他の点で少数派」0% https://www.city.okayama.jp/shisei/cmsfiles/contents/0000019/19917/000398261.pdf
埼玉県	タイトル：多様性を尊重する 共生社会づくりに関する調査 実施時期：2020年 対象：埼玉県内に住む満18歳以上64歳以下 15,000人 性的マイノリティ 3.3% https://www.pref.saitama.lg.jp/documents/183194/lgbtqchousahoukokusho.pdf
沖縄県	タイトル：男女共同参画社会づくりに関する県民意識調査 実施時期：2020年 対象：沖縄県各市町村から無作為に抽出した満20歳以上の男女 7,500人 自分の体の性・心の性，または性的指向に「悩んだことがある」との回答は4.6% https://www.pref.okinawa.lg.jp/site/kodomo/heiwadanjo/danjo/documents/gaiyoban.pdf

筆者の事例研究では，出産したレズビアン女性は不妊治療から出産，その後の育児まで，異性愛の母親と同じように，子をもつことの決定や育児において中心的役割を担っていた．保育所などで，出産していない方の親(同性パートナー)も子どもの養育者として扱われることで，カップル間の役割が均され，徐々にセクシュアルマイノリティ女性の家庭が社会に拓かれていくようであった．その過程はパートナーが同性か異性かによらないようにもみえた．

同性カップルが子をもつことに対しては，子の養育に問題が生じるのではないかとの疑問が投げかけられることがあるが，すでに欧米の研究によって，同性カップルの子どもと異性愛カップルの子どもとの間に何ら差はないことが報告されている[8]．日本で同様の調査はいまだ行われていない．事例研究の結果はむろん一般化することはできないものの，事例研究は，女性の同性カップルの親役割獲得と家族発達が段階的になされていくことを示している．一部では生殖補助技術の対象として同性カップルやレズビアンを含めるべきかどうかとの議論があるが，彼女らが親となった後の成長や家族の発達を認識しておくことは重要な前提だと思われる．

Ⅲ 今後の課題

日本の医療従事者には，LGBTQやSOGIにかかわる医療において，セクシュアルマイノリティ女性の存在を常に念頭においてほしい．セクシュアルマイノリティ女性は，レズビアン，バイセクシュアル女性やトランス女性ら，多様な存在の総称であり，カミングアウトされていないだけですでにさまざまな臨床場面で，セクシュアルマイノリティ女性に出会っていると考えたほうがよい．この数年に日本各地で実施された無作為抽出調査から，おおよその人口が推測されている（**表9-1**）．筆者らが行った調査[9]では，女性ジェンダーのおよそ2％が異性愛以外の性的指向をもっていた[10]．彼女らの健康や幸福に対して，医療者として役割を果たすには，事例研究などを通じて対象理解を深め，実践報告や研究が指摘する健康課題に関心をもち，患者にとって安楽な対応を工夫することが基本となる．

参考文献

1) Institute of Medicine (US) Committee on Lesbian Health Research prio, Solars AL (Ed)：Lesbian health. The National Academies Press, Washington, DC. 256, 1999.
2) 掛札悠子：「レズビアン」である，ということ．河出書房新社，東京，242, 1992.
3) 堀江由里：人権施策の動向と包括的言語の陥穽 ―「性的指向」概念導入とジェンダー非対称性．花園大学社会福祉学部紀要，11：66-76, 2003.
4) Clear GM, Carryer J：Shadow dancing in the wings：Lesbian Women talk about health care. Nursing Praxis in New Zealand, 17 (3)：27-39, 2001.
5) 藤井ひろみ（著）：レズビアンヘルスと看護研究．晃洋書房，京都，196, 2020.
6) 杉浦郁子，釜野さおり，柳原良江：女性カップルの生活実態に関する調査分析―法的ニーズを探るために．日本＝性研究会議会報，20 (1)：30-54, 2008.
7) McNair R：Outing Lesbian in Medical Education. Women Health, 37 (4)：89-103, 2003.
8) Schaffer HR（著），佐藤恵理子，無藤 隆（訳）：子どもの養育に心理学がいえること―発達と家族環境．新曜社，東京，299, 2021.
9) 釜野さおり，石田 仁，岩本健良，他：大阪市民の働き方と暮らしの多様性と共生にかんするアンケート報告書（単純集計結果）．東京，科学研究費助成事業「性的指向と性自認の人口学―日本における研究基盤の構築」（代表 釜野さおり）「働き方と暮らしの多様性と共生」研究チーム（編）国立社会保障・人口問題研究所内，2019.
10) 藤井ひろみ，布施香奈，釜野さおり：「大阪市民の働き方と暮らしの多様性と共生にかんするアンケート」からみたシスジェンダーのレズビアン・バイセクシュアル女性における家族形成ニーズ．母性衛生，62 (2)：521-531, 2021.

（藤井ひろみ）

第 4 章

セクシュアリティ

10

ゲイ・バイセクシュアル男性の健康問題とケア

POINT

- ゲイ・バイセクシュアル男性はさまざまな健康問題のリスクを抱えやすいことを理解する.
- 患者がどのようなリスクを抱えているかを医療者が決めつけてはならず，患者から聴取した情報に基づいて対応することを原則とする.
- 個々が抱えるリスクに応じたケアを提供するときに「ヘルスメンテナンス」の枠組みを意識する.

はじめに

ゲイ・バイセクシュアル男性(以下，GB男性)は，異性愛者と比べて健康問題のリスクを抱えやすく，若くして身体的・精神的な障害を抱える割合が高い[1]．ここでは，まずGB男性が抱え得るリスク因子と健康問題をまとめる．そして，これらに対してジェネラリストの立場から実践しておきたいケアについて概説する.

I GB男性が抱え得るリスク因子と健康問題

GB男性が抱え得るリスク因子や健康問題を**表10-1**にまとめた.

1 メンタルヘルス

偏見をもたないようにするために最初に強調しておくが，GB男性であるからといってメンタルヘルスの問題を経験するわけではない．むしろ，ジェンダーや性的指向とストレスとの関係について調べると，GB男性は女性よりも職場での不快な経験をすることが少なく，ストレスに対するレジリエンスは異性愛者より高かったと結論づけた調査もある[2].

表10-1　GB男性が抱え得るリスク因子と健康問題

- メンタルヘルス：気分障害，不安障害，希死念慮，自傷行為，摂食障害
- 物質使用障害：喫煙，問題飲酒，不適切な薬物使用
- 悪性腫瘍：肛門がん
- 性感染症：A型肝炎，B型肝炎，C型肝炎，淋菌，クラミジア，梅毒，HIV，HSV-2感染症，アメーバ赤痢

それでも，うつ病や不安障害の生涯有病割合は一般人口と比して高い．うつ病の生涯有病割合は約40％に上り，異性愛者の男性の約2倍である[3, 4]．不安障害，摂食障害，自傷行為，自殺も多い[3, 5]．2001年に大阪で行われた調査では，青年期に自殺企図を経験したGB男性の割合は，異性愛者の男性と比べて約5倍であることが示されている[6]．

2 喫煙・問題飲酒・不適切な薬物使用

セクシュアルマイノリティであることのストレスが一因となり，GB男性では喫煙率が高くなっている．アメリカのデータであるが，GB男性は喫煙の開始年齢が早く，喫煙率は異性愛者と比べておよそ2倍である[7]．問題飲酒や不適切な薬物使用の割合も異性愛者より高い．そして，薬物使用と危険な性交渉（多数を相手とした性交渉や無防備な肛門性交）とが結びついていることが指摘されている[3, 8]．

3 悪性腫瘍

GB男性では異性愛者に比してとくに肛門がんの罹患割合が高い[9]．肛門がんの罹患にはHPV（ヒトパピローマウイルス）が関与しており，MSM（men who have sex with men）[注1]で17倍，HIV感染者で30倍かかりやすくなる[3, 10]．

4 性感染症

MSMの人は**表10-1**に示した性感染症に罹患するリスクが高く，HIV/AIDSを抱える人のうち半分以上がMSMである[3, 5, 11]．性交渉の内容によって性感染症に罹患するリスクは異なり，MSMがコンドームを用いない性交渉を1回行ったときにHIVに感染する確率は，肛門性交の「被挿入側」で最も高い[3, 12]．しかしながら国内の調査では，肛門性交時のコンドーム使用割合は30％台と低値であることが示されている[13]．

II ジェネラリストがGB男性に提供できるケア

では，これらのリスクに対してジェネラリストの立場からどのようなケアが提供できるだろうか．今回は「ヘルスメンテナンス」の考え方に基づき，カウンセリング・予防接種・スクリーニング・予防内服の枠組みを用いてまとめた（**表10-2**）．なお，性感染症のスクリーニングや予防接種，予防内服（PrEP）の詳細は，他項（第21項 p.111）をご参照いただきたい．

注1：MSM（men who have sex with men）．「男性と性交渉をする男性」を指す言葉であり，その男性がどのような性的指向であるかを表してはいない．この点で，性的指向を表すゲイ・バイセクシュアルとは異なる概念である．医学の文脈では，疾患のリスクを見積もる際に，男性同性間の性交渉があるかが重要な情報となり得る．そのため「男性同性間の性交渉の有無」に焦点を当てる場合にはMSMという概念が用いられることが多い．

表10-2　ヘルスメンテナンスとしてGB男性に特に推奨する項目

カウンセリング	生活習慣改善(飲酒・喫煙)，性感染症の予防
予防接種	A型肝炎，B型肝炎，HPV，髄膜炎菌
スクリーニング	抑うつ，薬物使用，性感染症(梅毒，クラミジア，淋菌，A型肝炎，B型肝炎，C型肝炎，HSV-2，HIV)，がん検診
予防内服	PrEP*(HIV感染症の予防)

＊：PrEP＝pre-exposure prophylaxis(曝露前予防).

表10-3　AUDIT-C (Alcohol Use Disorders Identification Test-Consumption)

1)あなたはアルコール含有飲料をどれくらいの頻度で飲みますか？				
0. 飲まない	1. 1ヵ月に1度以下	2. 1ヵ月に2～4度	3. 1週に2～3度	4. 1週に4度以上
2)飲酒するときには通常どのくらいの量を飲みますか？				
0. 1～2ドリンク	1. 3～4ドリンク	2. 5～6ドリンク	3. 7～9ドリンク	4. 10ドリンク以上
3)1度に6ドリンク*以上飲酒することがどのくらいの頻度でありますか？				
0. 飲まない	1. 1ヵ月に1度以下	2. 1ヵ月に2～4度	3. 1週に2～3度	4. 1週に4度以上

12点満点で，日本人男性なら6点以上，女性なら4点以上が問題飲酒のカットオフ.
＊：1ドリンク＝アルコール量10g．ビール(5%) 500mLは2ドリンク(アルコール量20g)に相当する.

1 カウンセリング

▶▶▶生活習慣(飲酒・喫煙)

飲酒や喫煙に関するカウンセリングは，相手のセクシュアリティにかかわらず行うべきことである．問題飲酒の有無を確かめるために，AUDIT-Cなどのツールを用いてスクリーニングを行う(表10-3)[14].

▶▶▶性感染症の予防

性感染症の予防について話し合う機会を設け，性交渉歴をたずねることで，その人が抱えているリスクを把握する．大前提として，ゲイやバイセクシュアルであるという事実のみに基づいて，その人が高リスクだと決めつけるべきではない．本書の総論でも繰り返し述べていることだが，性自認や性的指向，既往歴から相手の性交渉歴を勝手に推測してはいけない[15]．そもそも性交渉を全くしていない人や，パートナーが1人だけの方もいる[15]．あくまで直接聴取した情報に基づいて，性交渉に伴うリスクを減らすにはどうしたらよいかを話し合う[3]．たとえば，性交渉のときにコンドームを常用することで，HIVに感染したり，感染させるリスクを約80%減らせることを伝える[16].

2 予防接種

アメリカ疾病予防管理センター(Centers for Disease Control and Prevention：CDC)はMSMの人にA型・B型肝炎ワクチンを接種することを推奨している．また，CDCは**9～26歳のすべての男性**にHPVワクチンの接種を推奨しており[17]，男性の接種に対して公費助成を行っている国もある(例：オーストラリア，カナダ)．これまで国内では，HPVワクチンは女性のみの適応となっていたが，2020年12月に4価HPVワクチン(ガーダシル®)を9歳以上の男性に接種することが可能になった.

表10-4 NIDA Drug Screening Tool

過去1年で，以下のものをどれくらいの頻度で消費しましたか？

1)1日あたりに飲むアルコールの合計量(男性：5ドリンク以上，女性：4ドリンク以上)

なし 1〜2回 月に1回 週に1回 毎日・ほぼ毎日

2)タバコ

なし 1〜2回 月に1回 週に1回 毎日・ほぼ毎日

3)処方された薬(本来の目的とは異なる理由での消費)

なし 1〜2回 月に1回 週に1回 毎日・ほぼ毎日

4)違法薬物

なし 1〜2回 月に1回 週に1回 毎日・ほぼ毎日

(著者翻訳)

3 スクリーニング

▶▶▶薬物使用

アメリカ予防医学専門委員会(U.S. Preventive Services Task Force：USPSTF)は2020年に「18歳以上のすべての人を対象に，不適切な薬物使用がないかスクリーニングの質問を行う」という推奨を出した(B推奨)[18]．このスクリーニングを行う際は，過去1年に「処方薬を治療以外のために使用したか」，「違法薬物を使用したか」の2点を確認する．実際の診療現場で唐突に薬物使用のスクリーニングを行うのは難しいので，飲酒や喫煙など，話題にしやすいものも絡めて行うのがコツだ(参考：NIDA Drug Screening Tool(**表10-4**))．もし薬剤の不適切使用があれば，薬物乱用・依存の質問紙(DAST-20)[19]などを利用して状況を確認し，依存症相談拠点や専門医療機関につなぐ．

▶▶▶性感染症

性感染症はしばしば無症候性であるため，**症状ではなく現在の性感染症のリスクに基づいて**，どのくらいの頻度でスクリーニングをするかを決める必要がある．比較的リスクが低いと考えられる場合(例：長期に渡ってパートナーが1人のみである，コンドームを常用している)には，初回のスクリーニング検査で問題がなければ，その後のスクリーニングを行わないことも合理的だろう．各感染症のスクリーニング方法や頻度の推奨の詳細については引用したレビュー[3]や他項(第21項 p.111)をご参照いただきたい．

▶▶▶がん検診

肛門がんに対するスクリーニング方法として肛門の細胞診がある．現時点ではこのスクリーニングに関するガイドラインは存在しないが，HIV陽性のMSMの人には年1回，HIV陰性のMSMの人には2年に1回のスクリーニングを考慮してもよい，という意見がある[20, 21]．しかし，国内で肛門の細胞診を実施している医療機関は非常に少ないのが現状である．

4 予防内服

HIV感染症を予防するために，性交渉に備えてあらかじめ抗HIV薬を内服するという方法がある．これをPrEP(pre-exposure prophylaxis：曝露前予防)という．HIV感染症を予防する効果が非常に高いため，USPSTFは2019年にPrEPの実施についてA推奨(メリットが非常に大きい)とした．一方で，日本ではまだ予防を目的とした抗HIV薬の投与に対して適用が認められておらず，入手するには非常に敷居の高いものとなっている．詳細は他項を参照のこと（第21項 p.111）．

おわりに

提供し得るケアの内容は多岐にわたるが，臨床現場において心がけておきたいことは非常にシンプルだ．それは「こちらから相手に対して適切な質問をし，相手からの言葉に対しては批判的でない態度で接すること」である．GB男性の生活のあらゆる側面に精通していることを，目の前の医療者に求める患者は非常に少ない．ジェネラリストが果たすべき役割は，彼らの置かれている状況について問い，家族や他の重要な人との関係性について関心をもち，必要なときにはカウンセリングやサポートへとつなげることだ．ぜひ，ジェネラリストとして学びながら診療を行う，というくらいの心構えでいていただきたい．

参考文献

1) Fredriksen-Goldsen KI, Kim HJ, Barkan SE：Disability among lesbian, gay, and bisexual adults：disparities in prevalence and risk. Am J Public Health, 102 (1)：e16-21, 2012.

2) Zurbrügg L, Miner KN：Gender, Sexual Orientation, and Workplace Incivility：Who Is Most Targeted and Who Is Most Harmed? Front Psychol, 7：565, 2016.

3) Knight DA, Jarrett D：Preventive Health Care for Men Who Have Sex with Men. Am Fam Physician, 91：844-51, 2015.

4) Bostwick WB, Boyd CJ, Hughes TL, et al：Dimensions of sexual orientation and the prevalence of mood and anxiety disorders in the United States. Am J Public Health, 100 (3)：468-475, 2010.

5) Daniel H, Butkus R, Tape TG, et al：Lesbian, gay, bisexual, and transgender health disparities：Executive summary of a policy position paper from the American College of Physicians. Ann Intern Med, 163 (2)：135-137, 2015.

6) Hidaka Y, Operario D, Takenaka M, et al：Attempted suicide and associated risk factors among youth in urban Japan. Soc Psychiatry Psychiatr Epidemiol, 43 (9)：752-757, 2008.

7) Lee JG, Griffin GK, Melvin CL：Tobacco use among sexual minorities in the USA, 1987 to May 2007：A systematic review. Tob Control, 18 (4)：275-282, 2009.

8) Hidaka Y, Ichikawa S, Koyano J, et al：Substance use and sexual behaviours of Japanese men who have sex with men：A nationwide internet survey conducted in Japan. BMC Public Health, 6：239, 2006.

9) Boehmer U, Ozonoff A, Miao X：An ecological analysis of colorectal cancer incidence and mortality：Differences by sexual orientation. BMC Cancer, 11：400, 2011.

10) Sigel K, Dubrow R, Silverberg M, et al：Cancer screening in patients infected with HIV. Curr HIV/AIDS Rep, 8 (3)：142-152, 2011.

11) 国立感染症研究所：HIV/AIDS 2018年. Infect Agents Surveill Rep, 40：163-164, 2019.

12) Paz-Bailey G, Hall HI, Wolitski RJ, et al：HIV testing and risk behaviors among gay, bisexual, and other men who have sex with men-United States. Morbidity and Mortality Weekly Report, 62 (47)：958-962, 2013.

13) 日高庸晴, 市川誠一, 木原正博：ゲイ・バイセクシュアル男性のHIV感染リスク行動と精神的健康およびライフイベントに関する研究. 日本エイズ学会誌, 6 (3)：165-173, 2004.

14) 久里浜医療センター：依存症スクリーニングテスト. 2020.
https://kurihama.hosp.go.jp/hospital/screening/audit-c.html

15) Gay and Lesbian Medical Association (GLMA)：Guidelines for care of lesbian, gay, bisexual, and transgender patients.
https://npin.cdc.gov/publication/guidelines-care-lesbian-gay-bisexual-and-transgender-patients

16) Patel P, Borkowf CB, Brooks JT, et al：Estimating per-act HIV transmission risk：A systematic review. AIDS, 28 (10)：1509-1519, 2014.

17) Centers for Disease Control and Prevention (CDC)：STD Facts-HPV and Men.
https://www.cdc.gov/std/hpv/stdfact-hpv-and-men.htm

18) Krist AH, Davidson KW, Mangione CM, et al：Screening for Unhealthy Drug Use：US Preventive Services Task Force Recommendation Statement. JAMA, 323 (22)：2301-2309, 2020.

19) 国立精神・神経医療研究センター精神保健研究所 薬物依存研究部：DAST-20日本語版. https://www.ncnp.go.jp/nimh/yakubutsu/reference/index.html

20) Goldie SJ, Kuntz KM, Weinstein MC, et al：The clinical effectiveness and cost-effectiveness of screening for anal squamous intraepithelial lesions in homosexual and bisexual HIV-positive men. J Am Med Assoc, 281 (19)：1822-1829, 1999.

21) Goldie SJ, Kuntz KM, Weinstein MC, et al：Cost-effectiveness of screening for anal squamous intraepithelial lesions and anal cancer in human immunodeficiency virus-negative homosexual and bisexual men. Am J Med, 108 (8)：634-641, 2000.

（山下洋充）

11

セクシュアルマイノリティ女性の健康問題とケア

POINT

- セクシュアルマイノリティ女性はレズビアン，バイセクシュアル女性の他，多様な社会経済的背景をもつ女性を含む集団である．
- セクシュアルマイノリティ女性は生涯を通じてさまざまな健康格差を経験する可能性があるが，とくに医療アクセスの問題を抱えやすい．
- 性自認，性的指向，性行動は推測することはできない．医療者は開かれたコミュニケーションで診療にあたり，その人それぞれの健康状態に合わせた介入が必要である．

はじめに ―用語を通じてみる多様性―

まずタイトルのセクシュアルマイノリティ女性（sexual minority women：以下，SMW）について説明する．前項のようにレズビアン，バイセクシュアル女性，と記載する方法もあるが，本書でSMWという用語を使用したのはセクシュアリティそのものの多様性と，その他のさまざまな多様性も意識することを強調したいというのが理由の1つである．SMWが指すのは「自分自身を異性愛者以外であると自覚している女性」のことで，

- 性的指向：レズビアン，バイセクシュルの他，クエスチョニングなど．
- 性行動：女性と性的行為を行う女性（women who have sex with women：WSW）や男性女性どちらもの場合，どちらでもない場合など．
- 生活面：女性とパートナーシップや婚姻関係をもつ，女性とともに暮らす，ひとり身，子どもをもつ／もたないなど．

の他，職業，所得，人種／民族，文化などさまざまな社会経済的背景をもつ多様な女性を含んでいる[1, 2]．この用語はとくに2000年代以降に使用され，定義は論文ごとに違うが，ジェンダーにおける「男性」と比較する文脈で使用したり，他のマイノリティ性（人種／民族など）と複合的に検討したり，セクシュアリティの多様性を示したりするものなどがある．LGBTQの人々も時代の変化の影響を大きく受けているが，ジェンダーにおける「女性」という属性もマイノリティの側面をもち，この数百年の間に，教育を受ける権利，選挙権，家庭外での賃金労働，パートナーシップなどのさまざまな権利などを獲得し，大きな時代の変化の影響を受けて社会経済的背景が変化している[3]．セクシュアルマイノリティであることと女性であることの双方が健康に影響を与え，それはレズビアン，バイセ

クシュアル女性だけではない多様な女性を含む，ということが示されつつある．

SMWに関するデータは本項では欧米のものを中心に紹介する．また個々の論文で使用される用語はさまざまであるが，全体としてSMWという用語を採用した．SMWにトランス女性も含んで解析するデータするものもあるが，トランスジェンダー女性の健康問題については他項(第12項 p.65，第13項 p.69，第14項 p.73，第23項 p.119)に譲る．

I 統計(性行動と性的指向について)

LGBTQの人々全体と同じくSMWの人々の正確な割合などの把握は難しく，データはまだ不十分である．一方で性的指向と性行動は一致しないという報告は多く示されている[1, 4]．生涯において同性との性的行為の経験がある女性の割合に比べて，SMWと自認している割合は低い．つまり，異性愛者と自分を認識していても同性との性的行為の経験がある場合もある．WSWという用語だが，これはMSM (men who have sex with men) と同様に，性行動によって定義した用語であり，性的指向を問わない．これまでにも何度も記述してきたが，性行動からセクシュアリティを推察することはできず，逆もしかりである．常に決めつけないニュートラルなコミュニケーションが必要である．

II SMWの人々が経験する健康格差

表11-1に一覧を示す．異性愛主義に基づいた社会構造，偏見・差別，スティグマ，内在化された同性愛嫌悪，セルフスティグマ(第6項 p.26)などによってもたらされる影響，

表11-1　SMWの人々が経験する健康格差

- **医療アクセスの障壁が大きい**
  差別を受けないか，秘密が守られるか危惧するなど心理的なもの
  健康保険の有無や経済的理由によるもの
- **異性愛女性に比べてリスクが高い健康問題**
  喫煙，危険飲酒，薬物使用
  肥満／過体重
  IPV (intimate partner violence)：現在または以前のパートナーといった親しい人からの身体的・性的暴力・ストーカー被害など(生涯におけるリスクも高く，また同性カップルでの被害を想定されていないことが多くサポートが受けにくい(→詳細は第22項 p.115))
  合意のない性的行為(レイプ)，意図しない妊娠
  メンタルヘルス：うつ病／抑うつ状態，不安障害，摂食障害，希死念慮，自殺企図
  (乳がん，卵巣がん，肺がん：有病率が高いと結論づけられてはいないが，喫煙，飲酒，肥満，未経産や経口避妊薬内服が少ないなどのがん発症のリスクは高い)
- **異性愛女性に比べて低い**
  HPVワクチンの接種率，乳がん／子宮頸がん検診の受検率(女性全体に比べて)
- **リスクが高いわけではないが適切な情報が得られにくい**
  性感染症：WSWを想定した予防に関する情報が得られにくい
  (女性同性間の性的行為で感染の報告があるもの：HIV，HPV，HSV，C型肝炎，トリコモナス，淋菌，梅毒，クラミジア，細菌性腟症)

(文献1，2，4，5より)

それによるストレスに起因するものが多い.

Ⅲ SMWの人々がとくに医療アクセスが難しい理由

これまでの項で伝えられてきたLGBTQ全体の医療アクセスの困難さ(スティグマなどを理由とした偏見・差別への危惧，実際に適切でない対応を受けた経験からくる心理的なもの)に加えて，SMWではさらに困難さを抱える可能性がある．たとえば，同性カップルだとパートナーの健康保険に入れない(異性カップルがパートナーの健康保険に入れるのとの違いがある)ことに加えて，さらに男性に比べて世帯収入が低いという経済的理由である．他にも子どもをもたないSMWの場合，妊娠・出産など医療機関受診のきっかけとなるライフイベントがなかったり，避妊の必要がないと考えから，婦人科の受診が少なかったり，高齢になったあとの家族のサポートが少ないなどの理由があげられる[6]．

Ⅳ SMWの人々に向けた予防医療

基本的な姿勢として，異文化に対応する能力(cultural competent)を身に着け，批判的でない，支持的な態度をとり，LGBTQの人々を歓迎する環境を整えることが必要であり[4]，具体的には他項を参照されたい(第4項 p.16，第5項 p.21)．

提供する内容としては基本的には年齢，生物学的性(生殖器)，性行動など本人の状態に合わせて勧められる予防医療を提供する．とくにSMWでリスクの高い，肥満／過体重，メンタルヘルスの悪化，IPVに関しても，成人女性に勧められるスクリーニングとして，BMIの把握，健康的な食事・運動についてのカウンセリング，うつ状態のスクリーニング，IPVのスクリーニングを行う．乳がん，子宮頸がんの検診については，SMWでは受検率が低いといわれており，またHPVワクチンの接種率も低いため，とくに注意したい[2]．性感染症に関してもすべてのSMWに均一なリスクがあるというデータはないが，性行動として男性との性的行為をもつ人，若い人々やパートナーの数が複数の場合や感染予防が不十分の場合など，リスクに応じた介入が必要である．

Ⅴ WSWに対するsafer sexの指導[4, 7]

女性同性間の性的行為での性感染症予防について適切な情報にたどり着けない人も多い．女性同士での性的行為でも，オーラルセックスや皮膚同士，粘膜同士(膣，直腸，口腔など)，膣分泌液，経血などの接触や，性的行為に使用する器具(セックストイ)の共有を通じて感染する．とくに，女性同士の性的行為ではHPVが感染すると思っていない場合もあり，SMWではHPVワクチンの接種率，子宮頸がん検診の率も低いため併せて推奨する．

性感染症予防について具体的には以下のことを伝える．

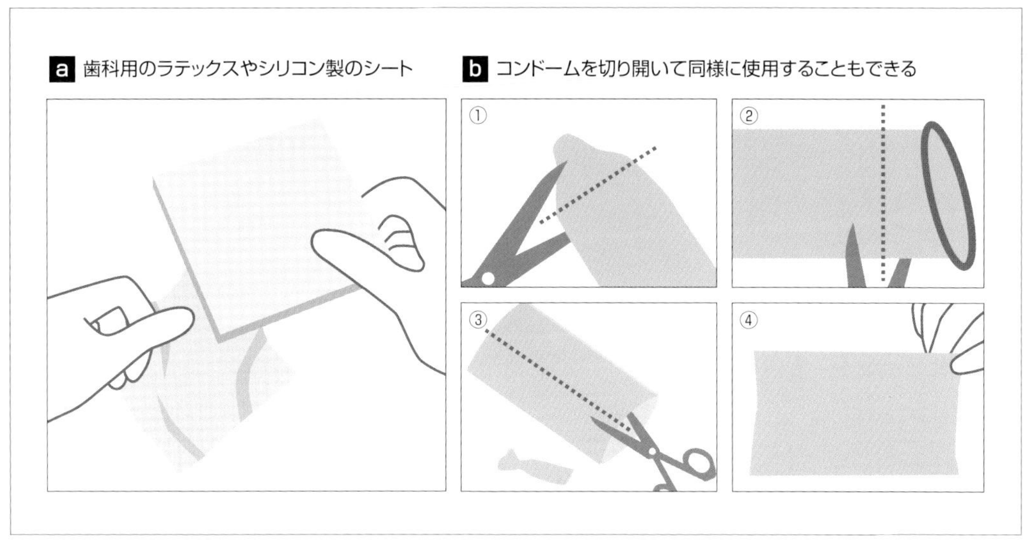

図11-1　**デンタルダム**

- 体液（腟分泌液，血液，精液など）や粘膜同士の直接の接触を防ぐ：接触防止具（コンドーム，デンタルダム（図11-1），ゴム手袋など）の使用.
- セックストイにはコンドームを装着して使用する．セックストイは個別にするか，違う人に使用する場合は，その都度新しいコンドームを使用する.
- 経血や皮膚病変などには触れない.
- 出血を防ぐためにも，爪は短くし，円滑剤（ローションやゼリー），ゴム手袋を使用する.
- 男性との性交渉がある場合は，避妊法についても伝える.

Ⅵ SMWの人々と家族のカタチ

いくつかの欧米諸国ではLGBTQの人々が子どもをもつ選択肢が広がり，2019年のアメリカのデータでは女性同性カップルの5組に1組以上が子どもを育てている（生物学的な親子の他，ステップファミリーや養子などを含む）[8]．SMWの人々が子どもをもつには里親制度，養子縁組を利用する他，精子提供を受け人工授精／体外受精などの生殖医療を利用し自分たちで妊娠・出産することも選択肢になり得る．日本でも子どもをもつカップルも増えてきているが，法的な観点からも生殖医療の観点からも対応が追いついておらず，これからの変化が強く望まれる．日本でLGBTQの人々の子育てや里親・養子縁組制度，多様な家族のあり方について発信する団体[9～11]もある．家族をもつことについてや，実際に国内外で生活している多様な家族について提供できる情報やコミュニティがあると心強いだろう.

おわりに

SMWは多様な女性を含むが，全体としてスティグマの影響などから健康格差を経験する可能性がある．リスクが高い層であることを理解しつつも，決めつけない開かれたコミュニケーションを通じて情報を得，そしてその情報をもとに目の前のその人に合わせた介入を行うことが大切である．

謝　辞

本項は「雑誌 治療：連載ジェネラリストのためのLGBT講座」における小川尋海先生との共同執筆からも内容をいただいており，ここに感謝申し上げます．

参考文献

1) Carroll NM：Medical care of sexual minority women. Up To Date, Last updated 2020. https://www.uptodate.com/contents/medical-care-of-sexual-minority-women
2) National LGBT health education center：Supporting the health of sexual minority women. https://www.lgbtqiahealtheducation.org/wp-content/uploads/2019/06/TFI-52_Heath-of-Sexual-Minority-Women-Brief_Final_web.pdf
3) Faderman L（著），富岡明美，原 美奈子（訳）：レスビアンの歴史．筑摩書房，東京，1996.
4) Knight DA, Jarrett D：Preventive health care for women who have sex with women. Am Fam Physician, 95(5)：314-321, 2017.
5) ACOG Committee on Health Care for Underserved Women：ACOG Committee Opinion No. 525：Health care for lesbians and bisexual women. Obstet Gynecol, 119 (5)：1077-1080, 2012.
6) Johnson SR：Gynecologic issues for lesbians. The Global Library of Women's Medicine, 2008. https://www.glowm.com/section_view/item/430
7) Centers for Disease Control and Prevention：STI Treatment Guidelines, 2021：Women who have sex with women（WSW）and Women who have sex with women and men（WSWM）. 2021. https://www.cdc.gov/std/treatment-guidelines/wsw.htm
8) U.S.Census Bureau：Same-sex parents are more likely to adopt or foster children. 2020. https://www.census.gov/library/stories/2020/09/fifteen-percent-of-same-sex-couples-have-children-in-their-household.html
9) 一般社団法人こどまっぷ. https://kodomap.org/
10) にじいろかぞく：子育てするLGBTとその周辺をゆるやかにつなぐ. https://queerfamily.jimdofree.com
11) 一般社団法人レインボーフォースターケア：LGBT×社会的養護. https://rainbowfostercare.jimdofree.com

（久保田 希）

12

トランスジェンダーのケア
—診断，治療，性別適合手術・ホルモン療法—

POINT

- トランスジェンダーを医学的に捉える概念として，かつては「性同一性障害」が用いられたが，現在，国際的には「性別違和」，「性別不合」が用いられている．
- 診断と治療の指針としては，国際的には“Standards of Care”があり，国内には「性同一性障害に関する診断と治療のガイドライン」があり，いずれもインターネットで読むことができる．
- ホルモン療法や手術療法は，身体を望みのジェンダーへと近づけるために行われるが，必ずしも，最終的な性別適合手術のみをゴールとするのではなく，一人ひとりの性別違和に応じて，適宜組み合わせて行われる．

I　性同一性障害，性別違和，性別不合

トランスジェンダーは医学的疾患名ではなく，むしろ性の多様性を病気として捉える考え方へのアンチテーゼとしての意味合いがある．ただし，トランスジェンダーの人が医療機関を受診し，その性別の違和感を医学的に取り扱う課題となる場合には，医学的概念として捉える必要がある．従来は医学的疾患名として「性同一性障害」が用いられてきた．2013年に出たアメリカ精神医学会の作成した診断基準であるDSM-5では，「gender dysphoria（性別違和）」という疾患名に変更された[1]．

2018年に，WHOの作成する疾患分類であるICDの新しい版，すなわちICD-11が発表された．（なお実効は2022年1月）そこでは，性同一性障害は，“gender incongruence”との新たな名称となった．日本語訳は，いまのところ「性別不合」が予定されている．

しかし，国内ではいまだに「性同一性障害」が用いられる場合もあり，3病名が混在するのが，過渡期の日本の現状である．それぞれ，概念や用語も微妙に違うが，本項では，DSM-5の「性別違和」を中心に記述していく．

II　診断と治療の指針

性別違和に対する，診断および治療の指針として，国際的には世界トランスジェンダー・ヘルス専門家協会（WPATH）の作成した“Standards of Care”がある．現在第7版が

出ており，インターネット上で日本語訳も読むことができる[2)]．また，国内のものとしては，日本精神神経学会が作成した「性同一性障害に関する診断と治療のガイドライン」があり，現在第4版が出ている．これもインターネット上で読むことができる[3)]．ただ後者はタイトル通り「性同一性障害」が対象であり，「性別違和」を対象にしたものではない．そのため，現在新たなガイドラインを作成中である．

Ⅲ 診断のポイント

性別違和は年齢により異なるあらわれ方をする．出生時の性別が女性の場合，思春期前には，男の子になりたいという願望を表出したり，男の子であると主張する．男の子の服装や遊びを好む．出生時の性別が男性の場合，思春期前には，女の子になりたいという願望を表出したり，女の子であると主張する．女の子の服装や遊びを好む．

成人においては，第一次および第二次性徴から解放されたいと望んだり，他のジェンダーの第一次および第二次性徴を得たいと望む．体験されたジェンダーの行動，服装，特徴を取り入れる．指定されたジェンダーとして，周囲の人にみなされることや社会で生活することに不快感を覚え，体験されたジェンダーとしてみなされ，生活したいと望む．

なお，ここで「体験されたジェンダー」という用語が出るが，これは「性自認」と似た概念であり，その人が人生のなかで実感してきたジェンダーを意味する．

Ⅳ 診断の実際

1 体験または表出されるジェンダーの確認

- 詳細な養育歴，生活歴，性行動歴について聴取する．具体的には，服装，言動，人間関係，遊び，学校生活，職業生活，恋愛歴などを詳細に聴取し，体験または表出されるジェンダーの確認を行う．
- 性別違和の実態を明らかにする．以下の点を確認する．①指定されたジェンダーに対する不快感・嫌悪感，②反対のジェンダーあるいは，その他の指定されたジェンダーとは異なる別のジェンダーに対する強く持続的な同一感，③反対のジェンダーあるいは，その他の指定されたジェンダーとは異なる別のジェンダーとしての扱いを望む．

2 性分化疾患の有無の診断

性別違和では，性分化疾患は除外診断とはならないが，その有無の特定は必要である．診断は，通常，指定された性別が男性の者は泌尿器科医により，指定された性別が女性の者は婦人科によって行われる．

3 除外診断

- 統合失調症などの精神障害によって，性転換願望を訴えるものではないこと．

- 反対のジェンダーを求める理由が，文化的・社会的理由によるものや，もっぱら職業的利得を得るためではないこと．“もっぱら”とあるので，たとえば接客業などでニューハーフなどをしていたとしても，そのことをもって治療対象から排除されるわけではないことは留意する必要がある．

4 診断の確定

以上の点を総合して，性別違和と診断する．ホルモン療法や手術療法を行う場合や，戸籍の性別を変更する場合には，2名の精神科医による診断が必要である．

V 治療の実際

治療は，主に精神科領域の治療，ホルモン療法，手術療法の3種類がある．

精神科領域の治療は，苦悩を理解し，今後の生活スタイルや身体治療の決定の援助である．ホルモン療法や手術療法は，身体を望みのジェンダーへと近づけるために行われるが，必ずしも，最終的な性別適合手術のみをゴールとするのではなく，1人ひとりの性別違和に応じて，適宜組み合わせて行われる．

1 精神科領域の治療

▶▶▶精神的サポート

性別違和のために受けてきた精神的・社会的・身体的苦痛などについて，受容的，支持的，共感的に理解する．

▶▶▶カムアウトの検討

自己のジェンダーについて家族，学校，職場などにカムアウトが必要となることがある．カムアウトするタイミングや，した場合の状況などを検討する．

▶▶▶実生活経験

望むジェンダーで実際に生活してみて，性別を移行することが苦悩の軽減に有用なのかを検討する．

2 ホルモン療法

精神科領域の治療を行った後，ホルモン療法の適応があると，医療チームで判断されると，ホルモン療法が行われる．原則，18歳以上から治療開始となり，未成年の18，19歳については，保護者の同意が必要である．また15～17歳の場合は，医療チームでのホルモン適応の判断の前に，精神科医が1年以上継続して診療を行う必要がある．トランス女性には，エストラジオール製剤などが，トランス男性には，テストステロン製剤が用いられる．また15歳未満であっても，思春期が開始している場合に，医療チームで適応があると判断する場合には，思春期の変化を抑制する目的で，GnRHアゴニストが投与される場合もある．

3 手術療法

精神科領域の治療を行った後，手術療法の適応があると，医療チームで判断されると，手術療法が行われる．トランス男性への乳房切除術は18歳以上から行われる．未成年の18，19歳について保護者の同意が必要である．生殖能力を喪失する性別適合手術は20歳以上から行われる．

なお現在，手術療法は一定の条件を満たすと保険適用が認められる．ただし，ホルモン療法は自費での診療となるため，ホルモン療法が先行している場合には，混合診療となり手術の保険適用は認められなくなる．実際には性別適合手術に先行してホルモン療法が行われる場合がほとんどであるため，保険適用による手術はホルモン療法を行っていないトランス男性に対する乳房切除術にほぼ限定されている．

手術には，他にもトランス女性に対する顔の女性化手術，喉仏を削る手術，豊胸術などがあるが，これらは特別な治療指針が定められてはいなく，自由診療のなかで行われている．

おわりに

トランスジェンダーの人への医療ケア指針の概略について説明した．プライマリ・ケアに当たる医師は，トランスジェンダーの人の診察にあたっては，現在彼らが受けている，精神科領域の治療，ホルモン療法，手術療法の内容を把握し，その心理的，社会的，身体的状態に留意することが望ましい．

参考文献

1) American Psychiatric Association：Diagnostic and Statistical Manual of Mental Disorders DSM-5, 2013. 日本精神神経学会(監)：DSM-5 精神疾患の診断・統計マニュアル. 医学書院, 東京, 2014.

2) 世界トランスジェンダー・ヘルス専門家協会：トランスセクシュアル, トランスジェンダー, ジェンダーに非同調な人々のためのケア基準.
https://www.wpath.org/media/cms/Documents/SOC%20v7/SOC%20V7_Japanese.pdf

3) 日本精神神経学会・性同一性障害に関する委員会(編)：性同一性障害に関する診断と治療のガイドライン(第4版). 2018.
https://www.jspn.or.jp/uploads/uploads/files/activity/journal_114_11_gid_guideline_no4.pdf

(針間克己)

13

トランスジェンダーのケア
―一般の医療セッティング，紹介のタイミング―

POINT

- トランスジェンダーの人々は生物心理社会面でさまざまな健康問題を抱えやすい．
- ライフコースアプローチを意識した社会的適合の支援やケアの提供は地域の医療者の役割である．
- 性別適合治療や二次性徴抑制療法を要する可能性がある場合，メンタルヘルスに重度の問題を抱える場合には専門家に紹介する．

はじめに

トランスジェンダーについての日本における疫学的研究はまだ不十分であるが，2016年に日本労働組合総連合会（連合）が行った「LGBTに関する職場の意識調査」ではトランスジェンダーの割合は約1.8%[1)]，大阪市民を対象とした2019年の調査[2)]では1.1%（自分の性別を「出生時と別の性別」，「違和感がある」と回答した割合）とされている．トランスジェンダーのケアは専門性が高く感じられるかもしれないが，一般の医療者が地域で担うことのできる役割は大きい．

I トランスジェンダーの健康問題

トランスジェンダーとは出生時に割り当てられた性別と性自認が異なる人を指す．トランスジェンダーに関連する言葉として性同一性障害や性別違和があるが，これらは精神疾患としての診断名である．トランスジェンダーの人すべてに性別違和や性同一性障害の診断がつくわけではないことには注意が必要である．

トランスジェンダーの健康問題には，社会の強い差別や偏見によって引き起こされるさまざまな心理社会的な影響がみられる．また，ホルモン療法や外科的治療といった性別適合治療を要する場合は専門的な医療が必要となる．医療者は，こうした特徴を理解してケアを提供することが求められる．

日本の調査ではトランスジェンダーの約50%の人々が体調不良であっても医療機関の受診をためらう，あるいは医療機関での不快な体験がある[3)]としており，医療を受けることに大きな障壁がある．自殺企図の経験があると答えた性同一性障害の患者は約60%にのぼり[4)]，うつや不安障害も多い．学童期はいじめや不登校の経験も多く，貧困となる比率も高い．

高リスクの性行動も多くみられ，2013年のアメリカの報告ではトランスジェンダーの新規HIV感染者の割合はシスジェンダー（出生時に割り当てられた性別と性自認が一致している人）と比べ約2～9倍とされている[5)]．その他にもアルコール依存や危険薬物の使用，喫煙といったリスク行動も多くみられる．

II 一般医療者によるトランスジェンダーのケア

1 多様な性に配慮した環境の整備

まずトランスジェンダーの人々が安心して医療機関に受診できる環境を整えることが重要である．性別で分けられた環境に困難を抱えることが多く，多目的トイレをジェンダーフリートイレとして利用できるよう明示することは有用である．保険証の確認や問診票の記載，予診など診察室に入る前にも当事者にとって障壁となることは多く，施設職員全体で多様な性について知識をもつことが必要である．呼称については本人の希望を確認のうえ，スタッフで対応を共有し，番号や希望する呼称を用いるといった配慮も検討する．問診票については性別欄の必要性を見直したうえで，性別を確認する必要がある場合にはtwo-step methodと呼ばれる性自認と出生時に割り当てられた性を選択する方式を使うこともできる．診療やケアの場面では，トランスジェンダーの人々は体の違和感や過去の医療機関での経験から既往歴や性別に関する問診，身体診察に抵抗感をもつことも多く，事前に問診や診察の目的と内容を説明したうえで本人の理解を得ながら進めていくことが大切である．検査や治療などが性別によって異なる場合には個別に妥当な対応を検討し，十分な説明を行うことが望ましい．

2 性別適合の理解と専門家への紹介

性自認に調和する変化をもたらすことを性別適合と呼ぶ．違和感に伴う苦痛が強くホルモン療法や外科的治療といった性別適合治療を要する場合には，専門家への紹介が必要である．一方で，性役割や性表現などの変化による社会的適合については必ずしも専門医療は必要とせず，一般医療者が担うことができる．トランスジェンダーであっても性別適合治療を望む人だけではなく，社会的適合のみで苦痛を緩和できる場合もあり，必要となるケアは一人ひとり異なる．ケアの詳細については，世界トランスジェンダー健康専門協会（World Professional Association for Transgender Health：WPATH）のガイドラインが参考になる[6)]．社会的適合の例としては戸籍上の名前の変更，髪型や服装の変更，社会活動において性別で区別される場面での配慮がある．こうした支援には困難をきたすことも多く，家族や複数の関係者での密な連携と調整が必要である．

また，患者がメンタルヘルスに問題を抱えていることは多くみられるが，症状が重度である場合や複数の症状を合併する場合には性別違和に関する臨床経験が豊富な精神科・心療内科への紹介を積極的に検討する．

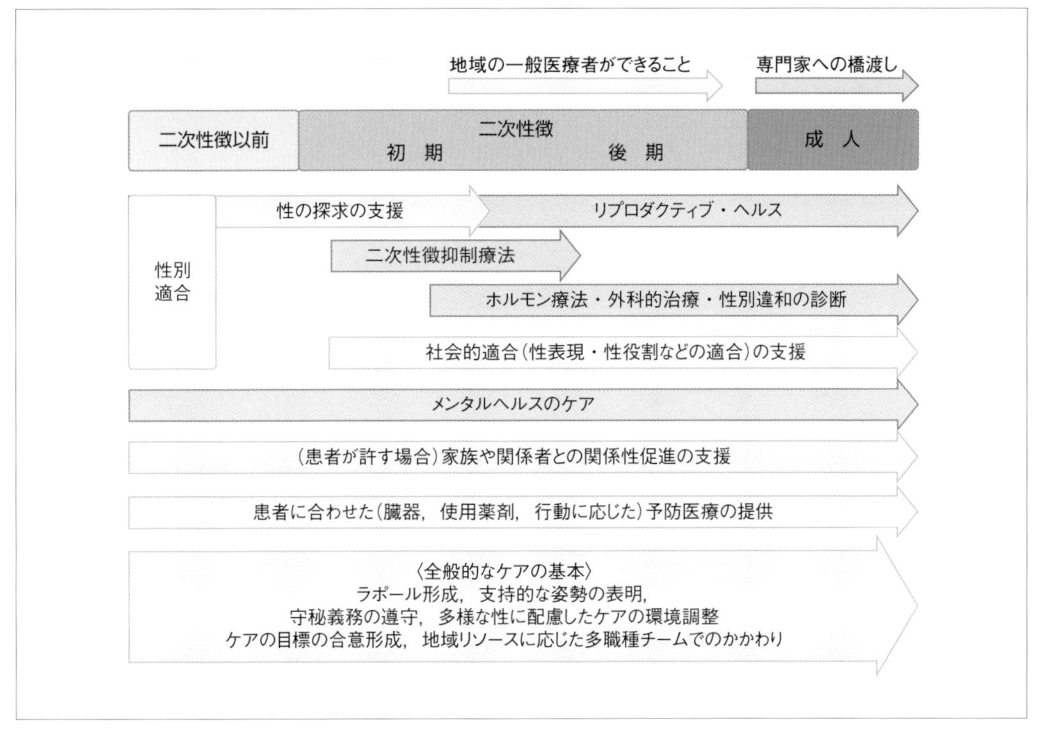

図13-1 地域の一般医療者によるトランスジェンダーのケア（ライフコースアプローチ）
（文献8）より筆者作成）

トランスジェンダーの人々は二次性徴を契機に苦痛が顕著になることが多く，思春期での支援が重要となる．二次性徴抑制療法は二次性徴を一時的に遅らせることでセクシュアリティを探求する時間を確保する治療であり，精神的な予後もよい[7]．そのため，性別違和の児童をケアする場合には，治療の必要性を評価し適切なタイミングでの専門家への紹介を検討する．日々のケアの現場におけるセクシュアリティの探求の支援や，必要に応じた家族や社会環境の調整は広く医療者が担うことができる部分である．ピアサポートを受けられる当事者団体や相談窓口，性別適合治療を提供できる専門家といったリソースは地域によって異なるため，各々の診療の場に応じて把握することが望ましい．専門家についてはGID学会のホームページに認定医やメンタルヘルスの専門家の一覧があり，参考になる．

3 臓器や使用薬剤，行動に合わせたヘルスメンテナンス

トランスジェンダーの人々のなかには性別適合手術を受け臓器が切除・摘出されている場合があること，ホルモン療法を行っている場合があり，現在の臓器や使用薬剤，行動に合わせた予防医療の提供が必要である．がん検診を例にとると，乳房切除や子宮摘出を行っていないトランス男性に対する乳がんや子宮頸がんのスクリーニングや，ホルモン療法を受けているトランス女性への乳がんのスクリーニングが推奨される場合がある．このように，性別適合治療に関する情報は疾患のリスクや治療の合併症・副作用を見積もるために不可欠である．また，ホルモン療法では治療へのアクセスの問題から薬剤を個人輸入

している人も多く，治療の副作用や合併症といったリスクの理解や管理が不十分な場合もある．女性化ホルモンでは血栓症のリスクが上昇し，男性化ホルモンでは多血症，肝障害，骨密度低下などがみられるため，定期的なフォローが必要である．性行動に応じた性感染症のスクリーニングの推奨，HIV感染のハイリスクの場合には曝露前予防内服（pre-exposure prophylaxis：PrEP）についての情報提供も積極的に行う．

おわりに ―ライフコースアプローチの必要性―

年齢や性別にかかわらずすべての人を包括的に診療し，家族，地域にかかわるプライマリ・ケア医として，トランスジェンダーの人々がライフステージごとに必要とするケアをともに考え，支援者として暮らしや人生に伴走することは重要なことである（図13-1）．また，地域の医療者は，時に当事者にとって最初の支援者になり得る．支持的な姿勢をもってかかわり，他の支援者につなぎ，周囲の支援者を増やす．点ではなく面で支えるケアの提供が必要であり，そのためには医師のみでなく，ケアにかかわる医療者がトランスジェンダーについて正確な知識をもち，積極的に支援にかかわることが求められる．トランスジェンダーのケアが専門家のみではなく，あらゆる地域で地域医療の一環として広く提供されていくことを願う．

参考文献

1) 日本労働組合総連合会：LGBTに関する職場の意識調査 報道発表資料. 2016.
https://www.jtuc-rengo.or.jp/info/chousa/data/20160825.pdf

2) 釜野さおり，石田 仁，岩本健良，他：大阪市民の働き方と暮らしの多様性と共生にかんするアンケート報告書（単純集計結果）．JSPS 科研費 16H03709「性的指向と性自認の人口学―日本における研究基盤の構築」・「働き方と暮らしの多様性と共生」研究チーム（代表 釜野さおり）（編）国立社会保障・人口問題研究所内.
https://osaka-chosa.jp/files/osakachosa_report.pdf

3) TranS：GID/GD/トランスジェンダーの医療アクセスの現状. 2020.
https://teamrans.jp/pdf/tg-gid-tg-research-2020.pdf

4) 中塚幹也：思春期の性同一性障害. 臨床婦人科産科, 67（7）：712-716, 2013.

5) Clark H, Babu AS, Wiewel EW, et al：Diagnosed HIV Infection in Transgender Adults and Adolescents：Results from the National HIV Surveillance System, 2009-2014. AIDS Behav, 21（9）：2774-2783, 2017.

6) 世界トランスジェンダーヘルス専門家協会（WPATH），中塚幹也，東 優子，佐々木掌子（監訳）：トランスセクシュアル，トランスジェンダー，ジェンダーに非同調な人々のためのケア基準 第7版. 日本語版. 2012.
https://www.wpath.org/media/cms/Documents/SOC%20v7/SOC%20V7_Japanese.pdf

7) Coleman E, Bockting W, Botzer M, et al：Standards of care for the health of transsexual, transgender, and gender-nonconforming people, version 7. Int J Transgenderism, 13（4）：165-232, 2012.

8) Klein DA, Paradise SL, Goodwin ET：Caring for Transgender and Gender-Diverse Persons：What Clinicians Should Know. Am Fam Physician, 98（11）：645-653, 2018.

（坂井雄貴）

14

トランスジェンダーのケア
―子ども―

POINT

- 学校や職場を含めて社会のなかではさまざまな男女区別が行われていることを認識する.
- 性別に対する違和感をもっている子どもたちの気持ちをどのように理解するのか.
- 子どもの性別への違和感に対して医療従事者が適切に対処する方法.

はじめに

性別に違和感をもつ子どもに対して，学校でも希望する性別として対応してもらえるようになってきているが，そのときに診断書の提出を求められることも多い．日本においては性別に違和感をもつ人たちを性同一性障害という用語を用いて表現されることが多かった．性同一性障害（gender identity disorder）はアメリカ精神医学会の診断基準であるDSM-IV[1]や国際的な診断基準であるICD-10[2]における精神疾患としての診断名である．

しかし，DSM-5[3]では診断名を性別違和（gender dysphoria）に変更して障害という言葉を使用しなくなり，ICD-11[4]では診断名を性別不合（gender incongruence）に変更し（**表14-1**），さらに精神疾患の枠組みから外して性の健康に関する状態（conditions related to sexual health）のなかに分類した．

社会によって指定された性別に対する違和感を精神疾患とみなすのではなく，人類に普遍的な現象であるという性の多様性という概念の広がりを，世界保健機関（World Health Organization：WHO）が受けとめたことによる疾患概念の変化を表している．さらにWinterら[5]は二次性徴前の子どもの性別に対する違和感に医療が介入する必要はないとして診断をつけること自体に反対している．

表14-1　ICD-11　子どもの性別不合

- 小児期の性別不合は，思春期前の子どもでその人が実感し，または表現するジェンダーと指定された性別との間の著しい不一致によって特徴づけられる．
- 不一致には以下のものが含まれる．指定された性別とは違うジェンダーになりたいという強い欲求．性的解剖の部位または予想される二次性徴への強い嫌悪．または実感するジェンダーと一致する一次性徴または予想される二次性徴への強い欲求．
- 指定された性別ではなく実感するジェンダーに典型的なごっこ遊び，空想遊び，おもちゃ，ゲーム，活動，遊び友達．
- 不一致は約2年間持続していないといけない．
- ジェンダーに非典型的な行動や嗜好だけでは，診断をする基盤とはならない．

性別に対する違和感を訴える子どもが健やかに発達していくために，医療者が知っておくべき重要な視点について提案する．

I　学校や社会における男女区別

日本において社会的な性別は戸籍によって規定されている．戸籍の性別は生まれたときの性器の形状で決定される．性分化疾患などで性器の形状が典型的でない場合は染色体やさらなる検査で性別を決めることになる．自分の意志ではないところで決められた性別に基づいて男女に区別される人生が始まる．

生まれたときに男女が区別されると，親が買い与える服装や玩具なども男の子には男の子用，女の子には女の子用が選ばれることが多い．さらに家庭から離れても，幼稚園から高校まで男女別の制服や帽子，ランドセルや道具箱の男女差などを代表として，学校文化のなかで男女を区別することは多い．普段の生活での行動においても，「男の子でしょう，女の子なんだから」といわれることがある．いわゆるおとなしい男の子やお転婆な女の子に代表されるようなジェンダーに非同調な子どもたちもいるし，自分は指定された性別とは明らかに違う性別であると感じている子どもたちもいる．

このような子どもたちは社会のなかで一般的に認識されている男女の性役割に沿わない行動様式を否定される経験を積み重ね，家族に話しても理解されないことが多い．マイノリティ・ストレスとは誰もが受けるストレスに加えてマイノリティに対するスティグマがストレスを過剰にする状態である．性別違和をもつ子どもたちの親はマイノリティでないことが多く，学校のなかで受けるマイノリティ・ストレスに加えて，家族のなかでもマイノリティ・ストレスを受けることになる．

自分の感じ方はおかしいと思うようになり，自分がもっている周囲と違うジェンダー・アイデンティティを否認しようとすることから，内在化されたトランスフォビア（トランスジェンダーに対する嫌悪）に発展し，自尊心が低くなり，不適応状態になることがある．筆者らのクリニックに中学生以下で性別違和を主訴として受診した33人中，6人に自傷行為を，13人に不登校を認めた[6)]．ジェンダーに非同調な子どもたちは男女を2分化する社会のなかで日々苦悩しながら生活している．

II　性別に対する違和感をどう考えるのか

子どもたちは性別に対する違和感をさまざまな形で表現する．物心ついたときから「おちんちんはいつ生えてくるの？」や「おちんちんはいらない」などといったりして，一次性徴に対する違和感を主張する子どもがいる．しかし，二次性徴で身体が明らかに変化していく以前には身体に対する違和感をさほど強く訴えない子どももおり，男女区別をしない家庭や学校で過ごし，自分の興味があることを否定されずに生活をしていると性別に対する違和感を自覚しない場合もある．しかし，学校生活のなかでは，小学校の高学年になるころから男女を区別するようになる．男女で更衣室が分かれたり，音楽の合唱で男女別のパートになったり，宿泊行事での入浴などさまざまな場面で男女を区別する状況が出てくる．男女区別が行われて自分は指定された側ではないと感じたとき，性別に対する違和感が生じるという社会的な側面もある．

では身体に対する違和感や，社会が指定する性別規範に対する違和感などを訴える子どもたちをどのように理解すればいいのだろうか．世界トランスジェンダー健康専門協会(World Professional Association for Transgender Health：WPATH)が出しているStandards of Care[7]のなかで「ジェンダー・アイデンティティを含む，ジェンダー特性に関する表現が，出生時に割り当てられた性別に典型的とされるものとは異なることは，文化的に多様な人類に共通な現象であり，それを本質的な病理とみなしたり，否定的な見方をしたりすべきではない」と記載されている．ジェンダークリニックで性別に対する違和感をもつ子どもたちにかかわってきた経験からも，その子どもがどのようなジェンダー・アイデンティティをもっており，どのようなジェンダー表現を示すのかについては，その子らしい特性の1つであり，最大限尊重すべきものであると考えられる．

Ⅲ 子どもの性別に対する違和感への対処方法

性別違和をもつ子どもたちへのサポートで最も重要なことは，その子が示す指定されたジェンダーに同調しない行動様式を否定しないことである．子どもの性別違和が大人になっても持続する確率はそれほど高くないが，性別違和を表現したときにその気持ちを受け止めることは，成長過程における自尊感情を育むうえで非常に重要である．

子どもが生活しているのは主に家庭と学校である．まずは家族に受け入れてもらう必要があるが，親は感情が強く前面に出てしまって，理性的に対応できないことも多い．この場合は，子どものジェンダー表現を否定することは，その子どもの健やかな成長発達を阻害することになることを親に対して根気よく説明する必要がある．学校に対しては文部科学省が出している「性同一性障害や性的指向・性自認に係る，児童生徒に対するきめ細やかな対応等の実施について[8]」を参照しながら，実際の学校生活に即した現実的な対応を相談していくことになる．

また，二次性徴が始まったとき非常に強い身体に対する嫌悪感を覚える子どもがいる．二次性徴に伴う身体的変化に耐えられないと感じ，この時期に死ぬことを考える子どももいる．この場合，「性同一性障害の診断と治療に関するガイドライン(第4版改)[9]」では二次性徴抑制療法が選択できる．これはGnRHアゴニストによって二次性徴を中断させるもので，薬剤を中止すれば二次性徴が再開されるために完全に可逆的な治療で，さらに安全性も高いとされている．身体治療を選択する必要が生じたときにはジェンダークリニックに紹介してガイドラインに沿った治療につなげる必要がある．

性別違和をもつ子どもを取り巻く状況のなかでは，本人の気持ちと家族の受容の仕方，学校の姿勢が複雑に絡み合っている．医療者は，この間に入って，本人の精神的サポートだけではなく，家族のサポート，学校のサポートをバランスよく行っていく必要がある．家族や学校，友人に受容され，安心感のある学校生活を送ることで，自己肯定感を涵養しながら，社会適応能力を伸ばすことができるような，環境作りまで含めてサポートすることが必要である．

参考文献

1) American Psychiatric Association：Diagnostic and Statistical Manual of Mental Disorders, 4th Ed Text Revised. Washington DC, 2000.

2) World Health Organization：International Statistical Classification of Diseases and Related Health Problems, 10th Revision. Geneva, 1992.

3) American Psychiatric Association：Diagnostic and Statistical Manual of Mental Disorders, 5th Ed. Arlington, 2013.

4) World Health Organization：ICD-11 for Mortality and Morbidity Statistics. HA61 Gender incongruence of childhood.
https://icd.who.int/browse11/l-m/en#/http%3a%2f%2fid.who.int%2ficd%2fentity%2f344733949.

5) Winter S, Ehrensaft D, Telfer M, et al：ICD-11 and gender incongruence of childhood：a rethink is needed. Lancet Child Adolesc Health, 3 (10)：671-673, 2019.

6) 康　純：「児童・生徒と性別違和」包括的支援におけるメンタルヘルス専門職の役割. GID学会誌, 8 (1)：97-99, 2015.

7) World Professional Association for Transgender Health：Standards of Care for the Health of Transsexual, Transgender, and Gender Nonconforming People, 7th Version. 2011.

8) 文部科学省：性同一性障害に係る児童生徒に対するきめ細かな対応の実施等について. 2015.
https://www.mext.go.jp/b_menu/houdou/27/04/1357468.htm.

9) 日本精神神経学会・性同一性障害に関する委員会：性同一性障害に関する診断と治療のガイドライン（第4版）. 精神神経学雑誌, 114 (11)：1250-1266, 2012.

（康 純）

15

DSDs —体の性のさまざまな発達の新しい理解と臨床—

POINT

- 性分化疾患(DSDs)に対しては「男でも女でもない」,「男女両方の特徴」などの空想的・神話的な偏見がある.しかし,こういった表現や告知は医学上でも人権支援上でも現在では不適切とされている.
- DSDsについて押さえるべきは,周産期医療では新生児の外性器の所見,思春期前後以降では,女性の原発性無月経および女性・男性の二次性徴不全である.
- DSDsはLGBTQの人々と混同されることが多いが,全く別のものである.性別違和の訴えでDSDsが判明するケース,およびDSDsで性別違和があるケースは実は極めて少ない.

はじめに

性分化疾患(現在ではdifferences of sex development:体の性のさまざまな発達:DSDsとも呼ばれる)とは,「染色体や性腺,もしくは解剖学的に,体の性の発達が先天的に非定型的である状態」と定義されるいくつかの体の状態の包括用語である[1)].

LGBTQの人々についての各種媒体では,DSDsに対して「男でも女でもない」,「性別があいまい」といった伝え方がされている.しかし近年,LGBTQ人権先進国のオランダやベルギーの国家機関による調査が行われ,実はDSDs当事者の大多数は,自分が女性・男性であることに全く疑いをもったこともなく,体の一部の違いによってむしろ女性・男性としての自尊心が損なわれ,むしろ周りから自分が普通の女性・男性だとみられないのではないか恐れているという実態が明らかになっている(**表15-1**)[2, 3)].さらに,DSDsに対する医学的知識も飛躍的に進歩し,かつて19世紀に西洋でダウン症候群が東洋人特有の障害であるとして「蒙古痴呆症」と呼ばれていたのと同じく,昔の神話的な「半陰陽」イメージを元にしたフレームワーク・用語は,現在では不適切とされていることもほとんど知られていない(避けるべき用語は**表15-2**を参照)[1, 4〜6)].

I 出生時に判明するDSDs

DSDsの判明時期は,出生時,思春期前後,成人期以降の不妊検査の大きく3つに分かれる.ここでは出生時と思春期前後に判明するDSDsについて解説する.

表15-1 オランダ・ベルギーの国家機関による調査報告

オランダ文部科学省 社会文化計画局報告書(2014)
- 「支援者」や社会学の研究者は,(DSDsをもつ人々を根拠に)人間の体の性, ひいては男女の性別の二分法に疑義を唱えている. しかしDSDsをもつ人々自身は, 男女の二分法を打ち崩したいという希望をもっていない.
- それどころか, 自分が男性もしくは女性であると感じるかどうかさえ, ほとんど全く疑いをもったこともない. むしろ, 他人が自分を完全な男性・完全な女性としてみてくれるかどうか不安に思っている.
- 「インターセックス」や「性分化疾患」という概念に基づく集団的アイデンティティやコミュニティは, 実質上存在しない. 当事者は, そのようなひとつの集団の一員であるとは感じておらず, 男女以外の別のカテゴリーとみなされたいとも望んでいない.

ベルギー共同参画省 調査報告書(2017)
- 調査参加者および子どもたちは皆, 自身を明確に男性/女性と認識している. この事実は, インターセックス/性分化疾患についての最大の神話の1つ, すなわち, こういう体のバリエーションは男性・女性ではない(Xの)集団である, 第三の性別のカテゴリーであるという神話をただちに否定するものであった.
- こういった神話は医療提供者やマスコミ, 教育機関の教師によってもさらに強められていることもあった.

(文献2, 3)より)

表15-2 避けるべき用語

- 「半陰陽」, 「男でも女でもない」, 「性別がわからない」, 「インターセックス」などの用語は患者に対して侮蔑的であるため医療では使われていない[1].
- 「あいまいな性器(ambiguous genitalia)」➡「性器の違いがある」, 「検査が必要な形状の外性器」
- 「性器の"男性化"」, 「"女性化"乳房」➡「外性器へのアンドロゲン作用」, 「乳房発達」
- 「性別の"割り当て"」➡「性別の"判定"」
  (「割り当て」という表現は主にトランスジェンダーの人々を対象に政治的な意味で使われている)
- 「性分化疾患」という用語も患者・家族にはつらい場合が多い
  (「男でも女でもない」, 「女性ではない」という社会的イメージ)➡基本的に個別の診断名のほうがよいと思われる

出生時の判明は, 新生児の外性器の形状が一般的なものとは異なる場合で, 新生児の約4,500 ~ 5,500人に1人の割合とされている[1].

マイクロペニスや陰核肥大, 尿道口の開口部位の違い(尿道下裂など), あるいは陰唇癒合, 女児の共通尿生殖洞による単孔, 二分陰嚢などの陰嚢低形成, 陰唇内の性腺の触知などが何らかのDSDsを疑う所見となる[7]. とくに陰核肥大で全身皮膚にびまん性の色素沈着を認める場合は, 先天性副腎皮質過形成(congenital adrenal hyperplasia:CAH)の21水酸化酵素欠損症(21-hydroxylase deficiency:21OHD)の可能性があり, 副腎クリーゼの危険性がある.

いずれにしても, 以上のような所見が認められる場合は, すぐさまDSDs専門医療機関を紹介するべきである[8]. そのなかでもできれば児童精神科医や心理士も入ったチーム医療を行っている専門機関が望ましい.

海外では以前, 外性器の長さだけで性別を「割り当て」するということが行われ, 多くの当事者が医原性の性別違和を呈することになったが, 現在のDSDs専門医療機関では, 遺伝子検査なども含めたしかるべき一連の検査の性別「判定」が行われている. そのなかで, たとえばCAHの21OHDによる胎児期からの副腎由来のアンドロゲン過多によって陰核が肥大している女の子であることや, 高度尿道下裂の男の子であることなどが判明するようになっている.

しかし親御さんにとっては, わが子に性別判定検査が必要になるということ自体これまで聞いたこともなく, その体験は心的外傷となり得る[9]. ある調査でも性別判定検査が必要になった子どもの親の心的外傷後ストレス症状は, 子どもが小児がんの診断を受けた両

親の割合とほぼ同じであることが指摘されている[10]．

そのため，DSDs専門医療機関への紹介までの周産期医療でのケアも重要な役割を果たすことになる．「男の子（女の子）だと思う」，「性別がわからない」，「男でも女でもない」といった言い方は避け，「こういうことは実はときどきあるんです．専門の医療機関で男の子か女の子かちゃんと判定してもらいましょう」などの説明が適当だろう．出生時に判明するDSDsでもさまざまな疾患があり，同じような外性器の所見でも女児の場合もあれば男児の場合もある．これまでの経験のみで話してしまうと，後に両親の混乱を呼ぶことになるので避けたほうがよい[11]．両親の混乱や悲嘆，ショックをありのままに受け止める心理的な寄り添いも重要である．親御さんは今後の見通しなどを完全に見失っている場合もあるため，欧州圏のDSDs専門医療機関では今後の見通しを説明するパンフレットも用意されている（パンフレットの日本語訳は参考文献を参照）[12]．

また，「当事者団体は性別の保留や男女以外の第三の性別を求めている」という誤解も多いが，現実には当事者団体が求めているのは出生時の女児か男児かの正確な性別判定であり，「男女以外の性別」や保留には反対しているということはほとんど知られていない[13]．

II 思春期前後に判明するDSDs

プライマリ・ケアでDSDsのケースに出会うのは思春期前後に判明するケースだろう．多くは女性の原発性無月経で判明する．原発性無月経のDSDsとの鑑別として，多囊胞性卵巣症候群（polycystic ovarian syndrome：PCOS）や何らかの疾患による二次性徴の生理的遅れ，摂食障害なども重要である[14]．

原発性無月経で判明するDSDsで最も多いのはX染色体1つのターナー症候群の女性で，児童期に低身長で判明することが多いが，卵巣の機能不全からの原発性無月経で判明することもある[15]．次に多いのが先天的に膣と子宮がなかったことがわかるロキタンスキー症候群の女性である[16]．数は少ないが，女性の原発性無月経や鼠径部のヘルニアから，子宮と膣がなく，性腺が精巣で染色体がXYのアンドロゲン不応症（androgen insensitivity syndrome：AIS）が判明することもある[17]．

二次性徴欠如からは，女性・男性のカルマン症候群などが，女性の低音への声変わりや体毛の発達からは部分型アンドロゲン不応症（partial androgen insensitivity syndrome：PAIS）や卵精巣性DSD，男性の乳房発達などからは卵精巣性DSDなどが判明することもある．いずれの場合も，たまたま性別違和が重なるケースでない限り，本人・家族にとっては非常に不安で戸惑う体験となる．

III DSDs告知後のトラウマ反応

出生時に判明した場合でも思春期前後に判明した場合でも，空想的な「両性具有」イメージで捉えてしまうと，医療従事者でも，DSDsでは性別違和が重なるものであると即断したり，「男でも女でもない性だと受け入れるべき」と勘違いしてしまう場合があるかもしれない．しかし現実の実態は全く逆で，そのようなイメージをもとに「あなたはどちらでもありません」あるいは「どっちにしますか？」といった告知がされ，医原性のトラウマを受ける人が多くいたことが各種DSDs患者・家族会でも報告されている．また，DSDs診断後のトラウマ反応や自殺念慮率は，性的虐待を受けた女性のそれと同等もしくは大きいこともわかっている[18]．

トラウマ反応としては，AIS女性に対して「あなたは外側は女性でも中身は男性」と告知され，その後入眠するたびに，男性が自分の体のなかに入ってくるといったレイプ様の悪夢を繰り返しみた，病院をみるたびにパニック発作を起こしたなどの報告がある．その場では反応はなくとも，感情だけを切り離していたり，人によっては告知後の数年の記憶が思い出せないなど，トラウマ反応による解離性の健忘がみられるケースもある．

Ⅳ DSDsの新しい理解と臨床

このような医原性のトラウマのケースが頻発したことや，この20年での人間の性分化の機序や分子生物学，DSDsの医学的知識の飛躍的進展から，欧米のDSDs先端医療では，神話的な「両性具有」フレームワークから，「生まれつきいろいろな女性・男性の体の状態がある」というフレームワークに変化している．

どういうことか？　たとえば前述のAISの女性は，性腺からアンドロゲンが産生されていても，生まれつき体の細胞にレセプターがすべてあるいは部分的にしか存在せず，アンドロゲンの影響を受けないため，女性に生まれ育つわけだ．

さらに，使われないアンドロゲンは脂肪細胞内のアロマターゼ酵素によってエストロゲンに変換され，彼女たちの体はエストロゲンには反応するため，生理以外の女性二次性徴は発現することになる[19]．胎児の原型が女性であることや，卵巣が元々産生しているのはアンドロゲンで，顆粒層でエストロゲンに変換されていることを思い出すことは重要だ[20, 21]．つまり，AISの女性の体は「原型のまま」女性に生まれているというわけだ．

染色体についても，社会ではX・Yの構成数の問題だと誤解されがちだが，SRY遺伝子の発見以降，体の性の発達には，常染色体上も含めた約100以上の遺伝子が関連しているといわれている．そういった医学知識の進展から，AISの女性には「あなたが女性であることには変わらない」と説明されるようになっている[19, 22]．つまり，間違っているのは彼女らの体ではなく，「基礎的なことしか書かれていない教科書のほう」というわけだ．

また，「卵精巣性DSD」についても，一般の人は「両性具有パニック」に陥ることがあるが，それは性腺を性別の本質のようにみてしまう傾向があるからだろう．卵精巣性DSDをもつ当事者も切実に女性・男性であることには変わりがない[23]．

思春期前後に判明するDSDsでは，ロキタンスキー症候群やAISなど，決定的な不妊であることがわかるケースが多い．多くの女性は大きなショックを受けるが，ショックの質は時期によっても異なる．児童期に不妊が判明した場合は「私はお母さんになれないの？」

というイメージとしての母子関係(自分の母親とのいまの愛情関係を自分はもてない)に起因したショックが多い．思春期では不妊よりも無月経など自分の体の周りの人々との違いに不安と孤立感を強くするケースが多い．いずれにしても，不妊そのものが最もつらい体験となっていくのは青年期・成人期以降である．

そのような不妊状態の女性に対して「生理がないほうが楽」，「子どもを産まなきゃいけないと社会が思わせているだけ」などといわれ，逆に大きな傷つきを受けたという報告も多い．医学的には生来的な欠損であっても，本人にとっては突然の「喪失体験」になる．産むか産まないか選択できる人と，選択肢さえない人の体験は全く異なることに注意しなければならない．

診療では生殖器検査が行われる場合があるが，現在でも研修医に囲まれて自分の生殖器を物珍しくみられ，トラウマ体験になった例は多く報告されている．検査には本人・家族の同意と患者の人権を尊重した態度が必要だ．疑わしい症状がみられる場合には，すぐさまDSDs専門医療機関を紹介するべきである[8]．

V LGBTQの人々との関係

DSDsをもつ人々の大多数は「インターセックス」という用語には強く否定的であるだけでなく，自身をLGBTQの人々の一員とは思いもしていないことも明らかになっている[2, 3]．もちろんDSDsをもつ人々にもLGBTQの人々はいるが(図15-1)，メディアやLGBTQコミュニティに登場する人々の多くが，センセーショナリズムも相まってDSDsでたまたま性的マイノリティである人々に集中するため，さらに「男でも女でもない“インターセックス”」という偏見や誤解を強めている[3, 24)]．

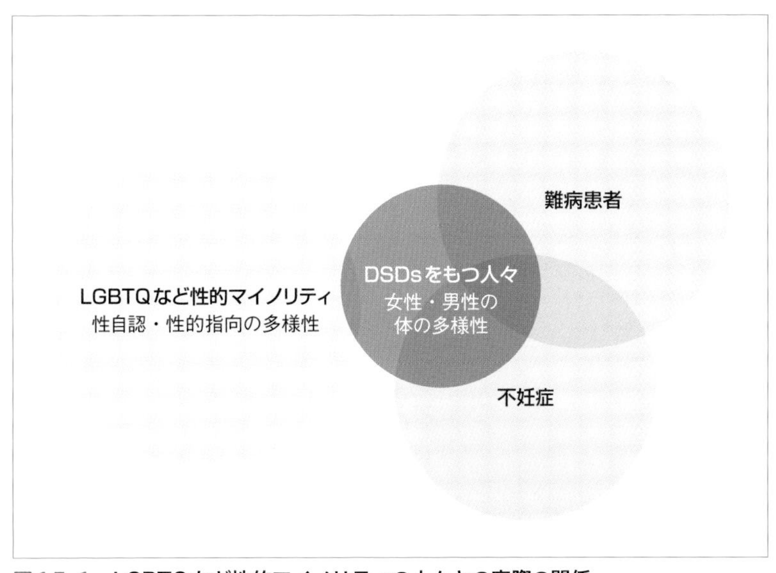

図15-1　LGBTQなど性的マイノリティの人々との実際の関係

DSDsとトランスジェンダーの人々との混同が非常に多いことも懸念されている．性別違和のある人で何らかのDSDsがみつかることはごくまれであることが判明している．たとえばイギリスの性別違和専門医療機関（Gender Identity Development Service：GIDS）の調査では，2009年から2015年までの性別違和を訴える患者446人で染色体の違いがみつかったのは2人だけであったことが報告されている[25]．また，DSDsをもち，そのうえで性別違和を抱える人はごくまれであることも，世界トランスジェンダー健康専門協会（World Professional Association for Transgender Health：WPATH）で指摘されている[26]．

事実，近年の一般青年期人口で自分の性自認を「男でも女でもない（Xジェンダー・ノンバイナリー）」とする人の割合は2.7～5.08％であったが，DSDsをもつ子どもたち・人々で自分を「男でも女でもない」とした人はわずか1.2％に過ぎず，性的指向も異性愛である人がほとんどということもわかっている[3, 27～29]．

DSDsをもつ子どもたち・人々に対して「性自認は女性（男性）なんですね」と「フォロー」する人もいるが，これにはトランスジェンダーの人々との混同がある．このような言い方はDSDs当事者・家族には「あなたの身体は男・女とはいえないけど，自分を女性（男性）と思っているので，そう認めます」という意味になり余計に傷つけることになる．性自認という概念はトランスジェンダーの人々にとっては大切なものだが，DSDsをもつ人々に対しては性別違和があるケースではない限り安易に用いてはいけない．性自認・性的指向の話だという勘違いから，興味本位も相まってそれに関連する問いかけが行われ，医療不信になったケースも報告されている．

LGBTQの人々の性自認（とくにXジェンダー・ノンバイナリーの人々）に配慮して，性別欄を「男・女・その他」としているものをみかけるが，DSDsをもつ人々には「その他」の欄はまるで自分を偏見のうえで名指しされているような体験になる．性別欄は「性別（　　　　）」と自由記入とするのがよいだろう[30]．

また，DSDsの診断を受けたわけでもないのに「自分はインターセックス（性分化疾患）だ」と思い込んだり，自称するような人もいて，とくにXジェンダー（ノンバイナリー）の人々を含むトランスジェンダーや性別違和のある人々に多いことがオランダの報告書やアメリカ医科大学協会のテキストなどでも指摘されている[2, 31]．

日本でも海外でもLGBTQの人々はDSDsの正確な知識に欠けており，このような思い込みや自称の人々を見分けることができず，これがLGBTQコミュニティにおいてDSDsの誤解と偏見が広がりやすい要因の1つになっている（子宮頸がんワクチンの副反応の誤情報が拡散した状況をイメージするとわかりやすい）．もちろんDSDsのある人々にもLGBTQの人々はいるが，国内・海外も含めたLGBTQコミュニティでの「インターセックス」の情報には偏りがあることに注意しなくてはならない．

筆者が主宰するDSDsの支援団体への問い合わせでも多いが，臨床の現場でも，「自分はインターセックスではないか？」，「性器の形が変だと思う」，「自分は性分化疾患に違いない」との訴えで来院する人もいると思われる．自分は何かの病気ではないかと不安を感じる心気症とは異なり，むしろそうありたいという望みや，自身の性別違和の根拠としたいという意志が感じられるケースが多い．このようなケースでは，性別違和があり，本人が必要とする場合は，性別違和専門の医療機関の紹介が適当である．

おわりに

DSDsをもつ人々は，一部のLGBTQ活動家やアカデミズムの人々によって，「生物学的にも男女に境界はないグラデーションだ」という例として，当事者女性・女の子たちの全裸の標本写真が用いられたり，「何をもって男性器・女性器というのか？」と，出生時に性別判定が必要だった当事者の外性器の図画が展示されるような例もある．

しかし当事者の大多数は「男女の境界をなくす」，「性はグラデーション」という希望を全くもっていない[2, 3]．もちろんDSDsでかつLGBTQの当事者も存在するが，DSDsとは大多数の当事者にとっては自分の生殖器や不妊という極めて私的でセンシティブな領域の話であり，そんな自分の極めて私的な生殖器だけを取り上げられ，自分が全く望みもしない形で話をされるという体験は，診断以来の二次的・性的なトラウマにもなりかねない倫理的な問題となる．

「臨床」とは，本来の意味では，「死の床にある人に臨む」という意味であった．そこで大切なのは，身体の部分でも，何かの理念・理論でもなく，全人的な「人間そのもの」だろう．患者を何かの理論や理念の生贄とすることなく，人間をこそ大切にする医療を先生方に期待している．

参考文献

1) Hughes IA, Houk C, Ahmed SF, et al：Consensus statement on management of intersex disorders. Arch Dis Child, 91 (7)：554-563, 2006.

2) van Lisdonk, The Netherland Institute for Social Research：Living with intersex/DSD An exploratory study of the social situation of persons with intersex/DSD, 2014. ネクスDSDジャパン（訳）：性分化疾患／インターセックスの状態とともに生きる.
https://docs.wixstatic.com/ugd/0c8e2d_95b52d8f2ca4475d92cb0be759fe0ace.pdf

3) Callens N, Longman C, Matmas J：SAMENVATTING INTERSEKSE/DSD IN VLAANDEREN, 2017. ネクスDSDジャパン（訳）：インターセックス／性分化疾患 IN ベルギー・フランドル.
https://docs.wixstatic.com/ugd/0c8e2d_a7277d1bfeff439bb6f8d358ededee72.pdf

4) The Intersex Society of North America (ISNA)：Is a person who is intersex a hermaphrodite ?
https://isna.org/faq/hermaphrodite/

5) Lin-Su K, Lekarev O, Poppas DP, et al：Congenital adrenal hyperplasia patient perception of 'disorders of sex development' nomenclature. Int J Pediatr Endocrinol, 2015 (1)：9, 2015.

6) Magritte E：Working together in placing the long term interests of the child at the heart of the DSD evaluation. J Pediatr Urol, 8 (6)：571-575, 2012. ネクスDSDジャパン（訳）：DSD 医療の中心を子どもの長期的な利益とするために共にできること.
https://drive.google.com/file/d/1VkfJKO3fPGDjU3q5RbfBm6qn7fz_oBp_/view

7) 日本小児内分泌学会, 性分化副腎疾患委員会：Webtext：性分化疾患の診断と治療. 2016.
http：//jspe.umin.jp/medical/files/webtext_170104.pdf

8) 日本小児内分泌学会, 性分化副腎疾患委員会：性分化診療の中核施設・準中核施設マップ（ver.2）. 2016.
http://jspe.umin.jp/medical/files/map_ver.2_190721.pdf

9) Ravendran K, Deans R：The Psychosocial Impact of Disorders of Sexual Development. Journal of Sexual Medicine and Reproductive Health, 2019.

10) Suorsa KI, Mullins AJ, Tackett AP, et al：Characterizing Early Psychosocial Functioning of Parents of Children with Moderate to Severe Genital Ambiguity due to Disorders of Sex Development. J Urol, 194 (6)：1737-1742, 2015.

11) Griffiths J：Dealing with DSD. Midwives, 18：48-50, 2015. ネクスDSDジャパン(訳)：性分化疾患の対応について. https://drive.google.com/file/d/1E_A1mXki1RTzdZfeaeuR6BqtsJ77dNky/view

12) Society for Endocrinology, dsd-LIFE, dsdfamilies：First days when your baby is born with genitals that look different. ネクスDSDジャパン(訳)：最初の日々のために. 赤ちゃんが少し違う外性器の状態で生まれた場合には. https://drive.google.com/file/d/1GFxgqqz-UYo_s9xcDbGzs0z35H371wc6/view

13) The Intersex Society of North America (ISNA)：Does ISNA think children with intersex should be raised without a gender, or in a third gender? https://isna.org/faq/third-gender/

14) Causes of primary amenorrhe-UpToDate, 2021. https://www.uptodate.com/contents/causes-of-primary-amenorrhea

15) ターナー症候群サポートグループひまわりの会. http://www.osaka-himawari.com/

16) ロキタンスキーの会. https://rokitansky-mrkh-syndrome.crayonsite.com/

17) アンドロゲン不応症サポートグループ. http://aissgjp.org/

18) Schützmann K, Brinkmann L, Schacht M, et al：Psychological distress, self-harming behavior, and suicidal tendencies in adults with disorders of sex development. Arch Sex Behav, 38 (1)：16-33, 2019.

19) Society for Endocrinilogy (UK), dsdfamilies：dsdteens. https://www.dsdteens.org/

20) 西中一幸：小児泌尿器科①性器の発生とその異常/性分化異常.

21) Liu T, Huang Y, Lin H：Estrogen disorders：Interpreting the abnormal regulation of aromatase in granulosa cells (Review). Int J Mol Med, 47 (5)：73, 2021.

22) Quigley C.A. (2009). Disorders of Sex Development：When to Tell the Patient. http://www.accordalliance.org/wp-content/uploads/2014/11/Quigley-LWPES_PAS_mini_course_may09_for_Accord.pdf

23) 卵精巣性DSDサポートグループ：卵精巣性DSDって何ですか？ 海外では例がないが, 日本には卵精巣性DSD当事者だけのサポートグループが活動し, 医療従事者も参考になる重要な情報も発信している. https://drive.google.com/file/d/16ebp9mNuzgLILmaHxw2vmj-J_hoxyxP9/view

24) ヨ ヘイル：DSDs：体の性の様々な発達(性分化疾患/インターセックス)とキャスター・セメンヤ　排除と見世物小屋の分裂. ジェンダー法研究, 7：99-157, 2020.

25) Butler G, De Graaf N, Wren B, et.al：Assessment and support of children and adolescents with gender dysphoria. Arch Dis Child, 103 (7)：631-636, 2018.

26) Coleman E, Bockting W, Botzer M, et al：Standards of Care for the Health of Transsexual, Transgender, and Gender Nonconforming People 7th Version. International Journal of Transgenderism, 13 (4), 2012.

27) Rider G N, McMorris BJ, Gower AL, et al：Health and Care Utilization of Transgender and Gender Nonconforming Youth：A Population-Based Study. Pediatrics, 141 (3)：e20171683, 2018.

28) 日高庸晴：多様な性と生活についてのアンケート調査報告書. 三重県男女共同参画センター「フレンテみえ」平成28・29年度, 2018.

29) dsd-LIFE group：Participation of adults with disorders/differences of sex development (DSD) in the clinical study dsd-LIFE：design, methodology, recruitment, data quality and study population. BMC Endocr Disord, 17 (1)：52, 2017.

30) ネクスDSDジャパン：学校や教室でDSDsについて触れる場合には？ https://drive.google.com/file/d/1Y30ShU_LCRt8QjR2SUkCPbXT9XAn4uhY/view

31) Hollenbach AD, Eckstrand KL, Dreger, AD, et al：Implementing curricular and institutional climate changes to improve health care for individuals who are LGBT, gender nonconforming, or born with DSD：A resource for medical educators. 2014.

その他，DSDsの医療情報などの資料は，以下のURL (QRコード)を参照
https://nexdsd.hatenablog.com/entry/2020/11/03/010731

(ヨ ヘイル)

第 5 章

ライフコース

16

子ども・思春期のケア
—小児診療の立場から—

POINT

- これから大人になるすべての子どもや若者たちにとって，医療機関の利用がポジティブな経験になるようにという観点をもとう.
- 子ども自身が経験しているジェンダーの理解に努め，肯定的（affirmative）に向き合おう.
- 性的指向にも多様性があるということを，子どもや若者に保証しよう.

I 子どもや若者たちが医療に求めるもの

The Royal College of Pediatrics and Child Health（イギリス）は2年にわたり，LGBTQの若者たちとヘルスケア・サービスを利用した経験や希望について話し合い，医療・保健の専門家に対するキーメッセージ（**表16-1**）および役割と責任に関する提言（**表16-2**）を発表した[1]．本項は，これらに含まれるトピックスを中心に解説する.

II LGBTQフレンドリーな診療

自分がLGBTQであることを医療者に教えてくれる若者もいるが，多くはそう思っていても伝えなかったり，自分の性自認や性的指向に確信がもてなかったりしている[2]．カミングアウトは強制されるものではない．誰に対してどう伝えるのかを決めるのは子ども自身である．かれらが話したいと思ったときに話せて，話したくなければ話さないことが保障され，カミングアウトの有無にかかわらず不安のない環境が準備されることが重要であろう.

ホモフォビア（同性愛嫌悪）やヘテロセクシズム（異性愛中心主義）に由来する社会のスティグマが，LGBTQの若者に精神的苦痛や自己イメージの毀損をもたらすことで，メンタルヘルスの問題やリスク行動の増加につながり得る[3]．しかし適切な支援やガイダンスがあれば，かれらの多くはリスク行動の有意な増加とはほとんど（あるいは，まったく）無縁のまま，それぞれのセクシュアル・アイデンティティをもった大人に成長する[3]．かれらは非常にレジリエントで，幸福かつ生産的な人生を送ることができる[3].

アメリカの支援団体 The Trevor Projectのサイト[4]では，LGBTQの子どもや若者たちに関するさまざまな調査結果や，われわれがアライであるために必要な姿勢を学ぶことができる.

表16-1 医療・保健の専門家へのキーメッセージ ―LGBTQの若者たちが医療の経験を向上させるために重要視すること―

LGBTQの若者たちをサポートする人がいること．若者が話せる人がいること，地域のサポートグループを知り，若者たちの話をジャッジ抜きで聴ける人がいること．
医療・保健の専門家が，LGBTQの課題に関心を高め，オープンで居心地のよい雰囲気を作り出すこと．家庭や学校でサポートを得られない若者たちにとって，これはとくに重要である．
LGBTQの若者たちが必要とするかもしれないサポートと，それがいかにセンシティブであるかに留意すること．たとえばトランスジェンダーで，男性を自認し男性として生活している若者が，過多月経に対するサポートを学校看護師・医師や病院に求める場合など．
セックスや恋愛関係に関して，若者に自信がないかもしれないことや，すべての知識をもっているわけでも，どのようにたずねたらよいのか知っているわけでもないことに留意する．若者たちは適切な情報やアドバイスを得るための，よい相談相手を必要としている．
LGBTQの子どもや若者たちが日常生活をともにする家族・友人，あるいは学校や職場環境が，LGBTQコミュニティに対して，あからさまにネガティブな目を向けている可能性を心に留めておくこと．
代名詞[*1]や性別を識別する言葉が適切に用いられることは，子どもや若者たちにとって重要である．医療・保健の専門家がこれらを不適切に用いたり，そもそも子どもや若者たちに，どう呼んだり書いたりすべきかたずねなかった場合，信頼が損なわれる． 加えて，医療機関の書類や，インターネットで受診予約する際のログイン画面，医療機関で名前が呼ばれるような場面では“Mr/Miss”の記載・呼称が予め固定されていることがある．LGBTQの若者にとって，これでは医療機関の利用に不安が生じてしまう[*2]．

＊1：男性を自認する人がhe，女性を自認する人がsheの使用を希望し得る他，近年，英語圏では性別中立的な代名詞として，三人称単数の語法でtheyが用いられる場合がある．すべての人をtheyで呼ぶという意味ではなく，本人が望む代名詞を使用しようという主旨である．

＊2：日本の場合，たとえば予約や問診票において，性別をどう伝えたり記載すべきか，外来でどのように呼び出されるのか，などといった問題に通じると考えられる．

（文献1）より）

表16-2 医療・保健の専門家の役割と責任

LGBTQの子どもや若者たちに対して，いかなるときも受容的であること．差別的でない方法で接すること．
子どもにジェンダーを探索するような言動がみられたり，ジェンダーに多様性があることは，一般的な事象であり，病的でないことを理解する．これらはしばしば幼少期に始まる．
子どもたちが表現するジェンダーやセクシュアリティに対して，保護者・学校・その他の関係機関が肯定的な態度で応じられ，支持的かつ柔軟に対応できるよう援助する．一方で，子どもたちのジェンダーやセクシュアリティが，時間を経て変化し得ることにも配慮する．ここに適切な調整を要する場合もある．
LGBTQの子どもや若者たちに，メンタルヘルスについてたずねられるようになる．どのようなときに専門家への紹介が必要かを知っておく．
LGBTQの子どもや若者たちは，気分の落ち込みや不安，死んでしまいたいという考えをもつ割合が高い傾向にあることに注意する．
メンタルヘルスのニーズが，LGBTQのアイデンティティとは無関係な場合もあることに留意する．多くの若者は学業のプレッシャーや家族関係の困難さに関連した問題を経験し，それに対する支援を必要とする．LGBTQの子どもや若者が，利用可能なすべてのメンタルヘルスのサービスにアクセスできるよう，保障されるべきである．

（文献1）より）

本書の「問診・診療において配慮すべきこと」，「病院・診療所単位で取り組むべきこと」で述べられる事項が，基本的に，子どもや若者たちにとっても重要である．小児診療に特化したツールとして，米国小児科学会が「小児科医のためのLGBTQフレンドリーな診療ガイド」を公開している[2]．これを参考に作成したコミュニケーションの例を**表16-3**に示す．アメリカの医療制度[注1)]が前提ではあるが，非常に参考になる．

Ⅲ 固有の医療ニーズを知る

それぞれのジェンダーやセクシュアリティに固有の医療ニーズがあり，本書の各章で解説されている．多職種連携にあたり，必要な配慮まで含めて申し送れるとよい(たとえばトランスジェンダーの子どもで，健康保険証に記載された名前と本人が呼んでほしい名前が異なる場合や，記載された性別と性自認が異なる場合，待合での配慮など)．

Ⅳ 子どもはジェンダーを探索する

性自認の発達は2～3歳頃から始まるとされる．どう決まるのかはほとんどわかっていないが，生物学的要因・環境要因・心理社会的要因の相互作用によると考えられている[7]．欧米を中心に支持される gender affirmative(ジェンダー肯定的な)モデルでは，子どものジェンダー・ヘルスとは，本人が最も「これが自分自身である」と感じられるジェンダー(あるいは苦痛のない安楽な状態と感じるジェンダー)で生きる機会を得ること，それを制限・批判・排斥に晒されることなく表現できることであると考えられている[8]．メンタルヘルスの問題が生ずる場合，内因性というよりも，スティグマやネガティブな経験に端を発することがほとんどである[9]．

トランスジェンダーや，ジェンダーへの非同調性(gender-nonconformity)をもった子どもへの向きあい方，性別違和への対応については他項を参照されたい(第14項 p.73)．小児診療の立場では，まずは**本人が経験している**ジェンダーの理解に努める．本人がそれを誰に伝えているのかを確認し，アウティングしないことを保証する(詳細は後述)．本人や家族を支え，必要に応じて学校関係者などとも正しい知識を共有し連携を図る．本人や家族がもっているジェンダーに対する懸念を評価し，エビデンスに基づいた情報を提供することや，意思決定の支援も必要になってくる．「気の迷いだ」などと放置すれば，性別違和を長引かせたり悪化させたり，スティグマを深化させてしまう[9]．メンタルヘルスの問題が深刻な場合や，身体的な性別移行を検討する場合は専門家に紹介する．紹介後も，かれらにとって身近な地域の医療者として伴走し，居場所であれるよう努力を続けたい．

注1：アメリカにおける，プライマリ・ケア医によるヘルス・スーパービジョン診察[5]の存在や，多くの州で，避妊や性感染症のケア・メンタルヘルスケア・アルコールや薬物乱用のケアなどに，18歳未満(アメリカにおける未成年)の治療同意が認められていること[6]．

表16-3 子どもや若者とのコミュニケーションの例

医療面接にあたって	子どもに，呼ばれたい名前やニックネームがあるかたずねる(筆者注：子どもの性自認が，出生時に割り当てられた性と異なる場合を想定している)．呼び間違えたときに，いつでも訂正できるよう心の準備をしておく(同僚が間違えたときも同様)．間違えたら謝り，次はうまくできるようにがんばりましょう．例：もし私が名前を呼び間違えたり，他に訂正してほしいことがあったら教えてください．そうすれば，私ももっとうまくお話できると思います．私と話している間，あなたの居心地がよく，尊重されていると感じられることが，とても大切です．
社会歴の問診，話す時のトーンや口調の調整	デリケートなテーマについて質問するときは，たずねる理由(本人にとって大切な情報や推奨事項を提供するため)を説明する．プライバシーの保護と守秘義務について話し合う．診療録の取り扱い指針や法律などを参照する(筆者注：日本では診療情報の提供等に関する指針，医療・介護関係事業者における個人情報の適切な取扱いのためのガイダンスなど)．例：もしよければ◯◯について聞かせてください．こうした質問を，私が担当している，あなたと同じくらいの年齢の皆さんに対してしています．/私たち医療者には守秘義務があります．ここであなたから聞いたことが，あなたの承諾なく他の人に伝わることはありません．あなたのジェンダーや性に関する秘密は守られます．/保護者の方*1に知られたくないことがあれば教えてください． 家庭・学校・地域におけるリスク因子と保護因子を評価する，参照：思春期のヘルス・スーパービジョン診察で推奨される問診項目HEADSSS (Home, Education and Employment/Eating and Exercise, Activities, Drugs or alcohol, cigarettes etc., Sexuality and gender, Suicidality and depression, Safety)．
子どもの発達にかかわる機会を活かす(筆者注：アメリカの，思春期のヘルス・スーパービジョン診察を前提とした項目である．右記の思春期の時期の分類は米国小児科学会による．同学会は思春期を11～21歳としている)	思春期前の子どもでは発達段階や経験に応じた言葉・概念を用いたコミュニケーションを行う．思春期前後から前期思春期(11～14歳)では，思春期に伴う身体的・社会的変化を不安なく迎えているか，悩み事はあるかを確認する．子どもからの質問に対するオープンな態度をもつ．中期思春期(15～17歳)以降から若年成人ではジェンダーやセクシュアリティの発達について引き続き確認していく．例：アイデンティティは時間とともに成長・発展するものです．今日はあなたのジェンダーやセクシュアリティについて話してみませんか．大人になる過程で，こうしたことにじっくり向き合うのは，特別なことではありません． 家族のサポートや，家庭が安全な場所であるのかを評価する．メンタルヘルスについて評価する．例：保護者の方は，あなたのアイデンティティを知っていますか．そのことは，その人達があなたやあなたの友だちに接するときの言動に，どう反映されていますか．家をどのくらい安全と感じますか．
決めつけない	性自認・性的指向やパートナー (複数名の場合もある)・性行動について憶測で決めつけない．思春期の子どもたちはデリケートな話題についてたずねられることを医療者に求めているだけでなく，期待もしているという研究結果がある．この機会にオープンなコミュニケーションの模範を示すのもよい(保護者と話すときも)．患者と話すときはオープン・クエスチョンと，ジェンダーに中立な言葉を用いる．
患者の言葉と，それが用いられる文脈をよく聴く	言葉は時代とともに変化しており，若い世代には独自の言語があると心得る．ジェンダーやボディパーツ，性行動の種類を表すのに，患児・患者がどのような言葉を使うのかたずねる．誠実でオープンな話し合いをすることで，ケアに関する最良の提案ができることを伝える．
ジェンダーに中立な言葉は，誰も取り残さない	言葉を脱ジェンダー化しましょう．世界は虹色であって，単にピンクか青か(筆者注：女の子色，男の子色)ではありません！：こうした対話を，乳幼児の性別について話す時などの早い時期に開始する．すべての若者たちと，発達段階に応じた適切な方法で対話し続ける．子どもたちに(性別にとらわれず)さまざまな遊びの機会を提供したり，子どもたち自身が心地よいと感じる服を着て自己表現できるよう，保護者に呼びかけてみる．健康管理についてであれ，セクシュアル・ヘルスについてであれ，すべての会話の機会でインクルーシブな言葉を用いる模範になり，子どもや若者たちが本来の自分自身としてあれるよう，また，これからの人生もそのように生きていけるよう励ます．例：子宮頸がん検診は子宮頸部をもつすべての成人にとって重要です(筆者注：「すべての女性にとって」ではない点がポイント)．
患児・患者の家族とかかわる(筆者注：セクシュアル・マイノリティに限らない，家族の多様性について理解を促す項目である)	家族や保護者にはさまざまな形と大きさがある．ひとり親世帯，母親２人，父親２人，祖父母，里親，養子縁組，２世帯以上の同居など(筆者注：同性カップルも想定されている．なお本稿執筆時点で，日本では，法律上の性別が同じカップルの法律婚は認められていない)．家族のそれぞれの人の役割や関係を子どもにたずねる．患者に付き添っている人を親(または保護者)と決めつけない．その人の役割を聞いてみる．家族の役割や価値観についての憶測は避ける．

＊1：この他，原著では未成年の親権者に対する診療情報開示についても言及されている．また原著ではparents/guardian：親権者あるいは法的な後見人たる人と caregiver：一般に子どもや高齢者などの世話をする人が区別されているが，本稿では便宜上「保護者」で統一した．

(文献2)より改変)

Ⅴ 性的指向に関するコミュニケーション

性に関する子どもへの話し方[10)]や思春期の医療面接技術・家族志向ケア[11)]については，それぞれ成書を参照されたい．本項の記述では以下，子どもと保護者の個別面接を基本とし，**それぞれのプライバシーが守られた安全な状況であること**を前提に述べる．

思春期の若者が性的指向に関心を示すとき，過小評価して「一時の気の迷い」などと伝えるのでは，かれらが混乱する[12)]．話に耳を傾け，同性愛や両性愛，あるいは誰にも性的関心を抱かないあり方など，異性愛以外の性的指向が，異常ではなく普通のことであると保証する．なお，思春期の若者と同性愛について話し合うことが，かれらを同性愛者にするということはない[12)]．

発達の過程にある10代の若者に，自らの性的指向を定義することを求めるべきではない[12)]．「私は同性愛者なのか，そうでないのか」という自問が，かれら自身を追い詰めることがある．性的指向は思春期を通して，ゆっくりとわかってくるものである．その自問は時間が解決すると保証することで，本人の心理的な苦痛を緩和し得る．性的指向のラベリングや，異性愛者なのかそうでないのかを分類することは，医療者の仕事の範疇ではない[12)]．また，かれらが話してくれたことの秘密は守られるべきであり，**性自認や性行動について同意なく保護者に知らせることが，かれらに害をなす場合もある**[3)]．医療従事者から保護者・同居者に**アウティング**がなされた場合も，かれらが家庭内で居場所を失ったり，知られたことで自死を選んでしまう場合すらある．決して軽く考えてはならない．

Ⅵ 保護者とのコミュニケーション

最後に，**本人から保護者に対して，直接セクシュアリティが伝えられた後の時期の**（本人から保護者に**カミングアウト**がなされた後の），医療従事者と保護者とのコミュニケーションを想定して述べる．怒り・怖れ・恥・罪悪感・悲嘆といった感情の表出を妨げず傾聴する[12)]．それが保護者の育て方の結果ではないこと，また感情の問題すべてがセクシュアリティに由来する訳ではないことを説明[12)]し，異性愛以外の性的指向について正しい情報を提供する．支援団体の紹介は是非行いたい（保護者が相談できる窓口もある）．カミングアウトの前後で，その子どもが別人になってしまう訳ではない．これからも，それまでと変わらず，子どもたちが必要とすることは，愛され受容されることであることを確認したい．

※本稿では二元的な性別に限定されない三人称複数の日本語人称代名詞として，便宜的に「かれら」を採用した．文献13でtheyがそのように翻訳されていることに準じた．

参考文献

1) Royal College of Pediatrics and Child Health：Supporting LGBTQ + children and young people-principle statement.
https://www.rcpch.ac.uk/resources/supporting-lgbtq-children-young-people

2) American Academy of Pediatrics：A Pediatrician's Guide to an LGBTQ + Friendly Practice.
https://services.aap.org/en/patient-care/lgbt-health-and-wellness/a-pediatricians-guide-to-an-lgbtq-friendly-practice/

3) Lavine DA：Office-Based Care for Lesbian, Gay, Bisexual, Transgender, and Questioning Youth. Pediatrics, 132 (1)：e297-313, 2013.
https://pediatrics.aappublications.org/content/132/1/e297

4) The Trevor Project.
https://www.thetrevorproject.org/

5) 阪下和美：日本版Bright Futuresの確立を目指して. 小児内科, 53 (3)：409-411, 2021.

6) Guttmacher Institute：An Overview of Consent to Reproductive Health Services by Young People.
https://www.guttmacher.org/state-policy/explore/overview-minors-consent-law

7) Bockting WO：Gender and Sexual Identity. Nelson Textbook of Pediatrics, 21th Ed. Kliegman RM, ELSEVIER, Philadelphia, 2019.

8) Keo-Meier C, Ehrensaft D：Introduction to the Gender Affirmative Model, The Gender Affirmative Mode, 1st Ed. Keo-Meier C, Ehrensaft D, American Psychological Association, Washington DC, 2018.

9) Rafferty J：Ensuring Comprehensive Care and Support for Transgender and Gender-Diverse Children and Adolescents. Pediatrics, 142 (4)：1-14, 2018.
https://pediatrics.aappublications.org/content/142/4/e20182162

10) Katsufrakis P, et al：思春期の性. 家庭医療の技術 ファミリーフィジシャン養成講座. South-Paul JE, Mathey SC, Lewis EL, 伴 信太郎(監訳), 日経メディカル, 東京, 123-131, 2011.

11) McDaniel, et al：思春期の家族志向型ケア. 家族志向のプライマリ・ケア, McDaniel SH, Campbell TL, Hepworth J, et al, 松下 明(監訳), 丸善出版, 東京, 191-207. 2012.

12) Meininger ET：Lesbian, Gay, and Bisexual Adolescents and Young Adults. Neinstein's Adolescent and Young Adult Health Care：A Practical Guide, 6th Ed. Neinstein LS, Wolters Kluwer, Alphen aan den Rijn, 2016.

13) ユネスコ(編), 浅井春夫, 艮 香織, 田代美江子ら(訳)：国際セクシュアリティ教育ガイダンス【改訂版】科学的根拠に基づいたアプローチ. 明石書店, 東京, 2020.

（杉山由加里）

17

子ども・思春期の支援 —支援者の立場から—

POINT

- 決めつけない場が安心のカギ.
- 地域の社会資源を知っておこう.
- 気持ちに寄り添うだけでなく環境を変えよう.

はじめに

本項では，LGBT[注1)]やそうかもしれない子ども・若者の居場所づくりをしている著者の視点から，われわれの取り組みを紹介したい．すでに宝塚大学の日高教授が述べられているように，学齢期においてLGBTQの子どもたちの自傷行為や希死念慮の割合は高いことが知られている．メンタルヘルスの課題を抱える子どもたちの中にLGBTQが少なくない割合で存在している．不登校の割合も高く，不登校そのものは個人の選択肢の1つではあるが，結果として本人の孤立が深まるようであれば，どのように他者と接点をもっていくのかを考える必要もあろう．すでに指摘されているさまざまな課題に対して，いったいどのような解決の糸口があるのか，参考にしてもらえると嬉しい．

I　にじーずの取り組み

われわれ一般社団法人にじーずは，LGBTやそうかもしれない10代から23歳までの人たちを対象とした居場所づくりを行っている．2021年8月現在，札幌，埼玉，東京，京都，神戸，岡山の6拠点で毎月または2ヵ月に1回の頻度でオープンデーを開催している．オープンデーは基本的に何をしていても自由だ．LEGO® ブロックで遊んだり，UNO® をしたり，おしゃべりをしたり，参加者がそれぞれマイペースで参加できることを大事にしている．話したくない場合には，ひとりで絵を描いていてもよい．通常は約10～20人ぐらいの参加がある．

にじーずは参加者が自分のペースで過ごせることを大切にしている．そのためスタッフが参加者の性別やセクシュアリティなどをたずねることはしない．最初の参加から半年

注1：にじーずでは同性が好きだったり性別違和があったりする人(およびそうかもしれない人)を居場所事業の対象者としており，より幅広い概念であるQueerという用語はあいまいさを避けるため積極的には使っていない．このため本項ではLGBTとLGBTQが混在しているが了承いただきたい．

経って初めてセクシュアリティを開示する人もいる．ずっと性別がわからない常連の参加者もいる．それはそれでOKだ．性に関する話はせず「ただのんびりするために」毎月参加し，ゲームを楽しみ帰っていく子もいる．模試の結果にショックを受けたから話を聞いてほしいという子もいる．アルバイトを探すのに初めて履歴書を書く子と「趣味の項目は何を書くの」なんてやりとりをすることもある．

このようにお互いのペースを大切にするために参加者全員が守るルールがあり，場に参加する際には毎回みんなで確認をしている．

たとえば「ここには色々なセクシュアリティ，ジェンダー，性別の人がいる．それを決めたい人もいれば，決めたくない人もいます．どちらもOKです．お互いのあり方を尊重しましょう」，「相手の性別を決めつけない．外見などで“彼”，“彼女”などと決めつけるのには敏感になりましょう．それがいやな人もいます」などのルールがある．スタッフも参加者も「そこの彼女は〜」など，性別を決めつけた話し方はしない．参加者からは「人と違ってもよいんだなと安心した」，「仲間が増えた感じがする，勇気が出ました」，「楽しい，困ったことがあっても次のにじーずで聞けばいいとか話せばいいと思うと必要以上に悩まない」などの感想がある．

II 知っている大人がいれば通える

にじーずは地域の社会資源とも連携している．札幌拠点では札幌市若者支援総合センター，東京拠点では東京都エイズ啓発拠点ふぉー・てぃー，京都拠点では京都市南青少年センター，神戸拠点では神戸市青少年会館と一緒に居場所事業を開催している．これらは地域に常設された若者施設で，にじーずが月1回しかやっていないときでも，ユースは開館日にいつでも訪れることができる．各施設の職員も，毎回の居場所事業にスタッフとして入っているので，参加者とは顔馴染みである．「いつも会うあの職員さんだ」と認識されているからこそ，ユースたちはにじーず以外の日にも若者施設を訪れることができる．多くのLGBTユースにとって，LGBTについて理解があり安心して話せる大人をみつけることは困難であり，このようなつながりがあることは重要だ．また，後述するように家族との折り合いが悪いケースも少なくないので，「家にいたくないときに無料で過ごせる場」があることが重要だ．

ある高校生は，にじーず以外の日に連携先の若者支援施設を訪れてAO入試の面接の練習をしていた．別の大学生は，精神的に行き詰まったときに無料でパンが食べられてほっとしたと話していた(一部の若者支援施設はフードバンクと連携している)．ひきこもりのユースが外出の練習として若者支援施設に通っていた事例もある．

支援者が「このような社会資源があるから使ってみたらどうだろう」と提案しても，初めての場所だと参加してみるハードルは高い．顔見知りになっておくことが大切だ．

これはユースに限定した話ではなくて，LGBTユースと接する機会のある大人にとっても同様だろう．あなたの住んでいる地域にどのようなLGBT団体があるか，調べたことはあるだろうか．にじーずのような子ども若者に限定した事業をしているグループはないかもしれないが，2021年現在，大人のLGBT団体は各都道府県に小規模ながらも点在している．誰もが参加できる公開イベントを開催している団体もある．このような場に出かけていき，地域にどのような社会資源があるのかを把握しておくと，いざ当事者からカミングアウトされたときに「こんなグループがあってね」と紹介しやすいだろう．

また，当事者団体も，自分たちの集まりに理解ある医療関係者が来てくれたら，大変助かるだろう．「ここのクリニックはトランスジェンダーも通いやすいよ」など，当事者間でのクチコミが広まれば，カミングアウトして受診する当事者も現れてくる．

Ⅲ 親になんていえばいい？

「参加したいけど家族にカミングアウトしていないから，なんといえばいいかわからない」そんな悩みがLGBTの子ども・若者のコミュニティにはよく寄せられる．われわれの団体は日頃から若者が出入りしている青少年施設や自習室のある公共施設などで開催しており，出かける口実をつくりやすいよう工夫している．参加者たちは「図書館に自習してくる」，「友だちと遊んでくる」，「買い物してくる」など，いろんな理由を考えて切り抜けているが，本当のことがいえずに悩む場合も多い．

Twitterで「#どこへ行くのと聞かれたら」というハッシュタグで検索してみると，LGBTの集まりに参加するときにユースたちがどのように家族に説明しているのか具体例がたくさん出てくる．同じ境遇のユースたちが知恵を出し合うハッシュタグだ．

家族にだけはLGBTであることを知られたくないユース，あるいは知られてしまった結果として暴言を吐かれ，GPSつきのケータイで行動を監視されてしまっているユースは残念ながら少なくない．若年層の当事者を支援する際には「家族ならわかってくれるよ」などの楽観視をせず，カミングアウトの結果，家族関係が悪化する可能性についても検討したほうがよい．

もっとも，昨今では協力的な家族もいる．親から紹介され，にじーずにつながる中学生もいる．また，筆者がかかわる「にじっこ」という15歳以下の子どもと家族のグループ（都内で年4回開催）では，子どもが望むあり方で通学できるよう保護者が学校に対応を求めている．にじっこは未就学児から小学生の性別違和のある子どもたちがメインターゲットで，団体につながろうという意欲がある時点で家族はかなり協力的である．このような場合，家族は学校との交渉で疲弊しやすいので，他の家族と思いを分かち合ったり，情報交換したりできると「家族ごと」の孤立を防げる．

Ⅳ 学校への働きかけ

最後に，学校への働きかけについて述べたい．制服や髪型指導など，学校での扱いに違和感をもつLGBTユースは多い．男女別で並ばされる，図書館にLGBTの本がない，などの不満について，にじーずの一部の参加者は「あきらめる」のではなく学校に意見を伝えている．投書する，生徒会に意見をいう，先生に直訴するなどで，聞き入られる場合もあれば却下される場合もある．カミングアウトせずとも意見は伝えられるし，意見をいうことは本人たちのエンパワメントにつながっている（にじーず参加者同士で「友達がスラックス導入を先生に直訴したのだから，自分もやってみよう」というサイクルができている）．

以前，スウェーデンのユースセンターを訪れたときに「若者は課題ではなく資源だ」という言葉に出会った．単に支援の対象としてみなすのではなく，これまでの社会に足りなかった視点をもたらす社会の一員として捉えるとき，子どもたちのもっている力は活かされるのではないか．多様性を尊重するためには思いやりだけでなく，多様性を考慮した新しいルールを作る知恵が求められる．ユースにかかわる大人たちには，単に個人に寄り添い話を聞くだけでなく，仕組みを変えるために子どもたちと一緒にできることを考えてほしい．

（遠藤まめた）

18

老年期のケア

POINT

- LGBTQ中高年者の顕在化と状況.
- 医療面における課題の詳細.
- 当事者／医療者双方においてできること.

はじめに

本項に与えられた課題は「老年期にあるLGBTQのケア」である. ここでは, 上記POINTの3点から述べてみたい.

I LGBTQの高齢化問題がこれから始まる

性自認・性的指向における少数者は古来, 常に存在したであろうが, そうした自身のセクシュアリティを前向きに捉え, それを人生に不可欠のものとして生きようとする者は多くはなかったろう. しかし日本では1990年代以後,「ゲイブーム」を契機に同性愛者の, 2000年代は「金八先生ブーム」を契機にトランスジェンダーの, コミュニティや人権運動が活性化した. その時期, 自分らしく生きる自覚を高めた若い当事者が現在, 中高年期に差し掛かっている. それより高年齢の当事者は, 多くが異性と結婚し, 子をなし, 異性愛者のライフスタイルを送ってきた. 一部に独身や同性パートナーとの暮らしを貫いた者もいただろうが, それは少数だったろう. LGBTQとしての自覚をもった高齢期が, これから本格的に出現するのだ.

1966年生まれの筆者自身も90年代にゲイの若者として自己受容の季節を送った. 55歳の現在, 未踏の「LGBTQの老後」に不安と怖れを抱く当事者だ. そうした仲間が集まり, 2013年, NPO法人「パープル・ハンズ」を立ち上げた.「性的マイノリティの老後を考え, つながるNPO」,「老後と同性パートナーシップの確かな情報センター」と称している. 当会の活動については末尾で触れる.

II「老・病・死」の場面で生じるさまざまな課題

LGBTQの高齢者が置かれがちな状況(図18-1)について, 述べてみよう.

同性のパートナーと暮らしながらも結婚制度の外に置かれている人が, 人間として当然

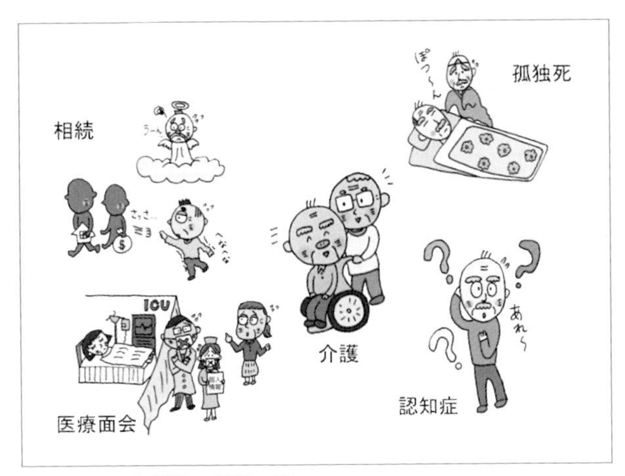

図18-1　高齢期の課題の例

の「老・病・死」の場面でさまざまな困難に遭遇している．同性カップルの一方が入院したとき，パートナーが家族でないからという理由で病室から締め出され，病状すら伝えてもらえないことがいまもある．パートナーが介護を要する状態になったり，認知症の症状がみられたときに，伴侶として世話にあたれるのかも不明である．死亡時に法定相続がないため，遺言がないと相手の所有名義だった住居を失うこともある．

一方，婚姻や子育てなど人生形成の契機に乏しいLGBTQは，おひとりさまとして高齢期を迎える可能性も高い．セクシュアリティなどを原因に親族と義絶していたり，地域社会となじめない場合もあり，孤立や孤独死の不安が常につきまとう．高齢独居はLGBTQに限らない社会的課題だが，セクシュアリティがネックとなって，行政や福祉機関に相談をためらう現状もあるようだ(そもそも多くの人が，福祉制度の知識が乏しい)．

さらに，LGBTQにはメンタルヘルスが悪い人(社会的抑圧との関連)，HIVを抱える人(ゲイに多い)，書類上の性別と自認の性が違う，あるいは人生の途中で性別を変えた，などの状況を抱える人もいる．また，職場の理解が乏しくて若いときから離転職や非正規雇用の期間が長かったため老後の資産形成ができず，貧困に陥りやすい人もいる．

Ⅲ 病院で起こるさまざまなこと

医療の場を念頭に，もう少し詳述してみよう．

1 医療面会・医療同意

患者情報の提供や患者の判断不能時の代諾(同意書への署名などを含む)については，同性パートナーが現在も排除されることが多いと聞く．長年同居し患者の意思をもっともよく知るパートナーよりも，遠方の疎遠な親族の同意を求めるのは滑稽な話である．患者の病状説明など個人情報の取り扱いについては，すでに厚生労働省も患者の自己決定(指定する人)を優先し，親族に限らないことをガイドラインで定めている[1]．初診時に患者の意向をよくアセスメントし，その意思を尊重して，形式的な親族関係に拘泥するべきではない．

2 HIV感染症

国のエイズ動向委員会の集計によれば，例年1,500前後，近年は1,300ほどの新規報告数(HIV感染者・AIDS患者合わせ)があり，報告時に70%弱は男性同性間での性感染と答えている(社会的偏見のために率直に答えられない場合もあり，実割合はもう少し高いと推測)．既婚者であっても男性と性交する男性(men who have sex with men：MSM)は存在するし，性的に「枯れる」と思われている高齢期でも旺盛な性行動や，それによる性感染もある．長引く発熱や肺炎(内科)，口腔内の異常(歯科)からエイズ発症がわかる場合もあるが，医師も患者本人も予想外のことが多い．症状の背後にある，多様なライフスタイル・性行動へ想像力を働かせることが，診立てを正確なものにするだろう．

HIV感染症は医薬の飛躍的進歩で「死なない病気」となる一方，ウイルスを抱える高齢期が出現している．いまなお偏見や古い知識に災いされ，透析クリニックやリハビリ病棟・介護施設でHIV陽性者への拒否が多発している．早急な改善が望まれる．

3 トランスジェンダー

日本で性別移行医療がメジャーになったのは1990年代後期からで，手術を受けた当事者が高年齢化するにはいましばらく時間があるが(もちろん高齢での移行者もいる)，身体を直接みられたり触れられたりすることの多い医療や介護への不安は強い．男女別の病室や介護居室への心配，ホルモン投与をいつまで続けるのか(ホルモン投与を止めると元の性別へ戻るのかと不安を抱く当事者もいる)など，高齢期の課題が指摘されている．

4 メンタルヘルス

治療の場で自分を正直に語れなければ，メンタルヘルスの改善は困難だろう．実際，精神科医やカウンセラーに自分のセクシュアリティや，それに基づく状況を話せないまま治療を終了するクライアントもいるし，話したところ「関係ない」としてスルーされた人もいる．また，高齢のLGBTQには自尊感情が低く，自分は“ホモ”だから老後の不幸も仕方ないのだ，と自らを自罰的に孤立させる人もいる．医療者を含め，社会のLGBTQへの認知や受容性が高まらないと，困窮に陥っても「ヘルプ！」と声を上げられず，孤立の向こうに消えていく当事者たちは後を絶たない．

5 認知症

2025年には認知症者が700万人に達すると見込まれるなか，一人暮らしや親族と疎遠にしている人が認知症になった場合のサポートも喫緊の課題だ．LGBTQについて，介護者や成年後見人が理解を深める必要がある．また，ゲイに多いHIV陽性者はウイルスのために認知症(HIV関連神経認知障害，HIV-associated neurocognitive disorder：HAND)になる確率が高いことが指摘されており，複雑な状況が絡み合うなかでの認知症支援には，工夫が求められる．

6 死別とグリーフワーク

同性間での婚姻制度がないことから，相続ができない，あるいは相続人として故人の死後事務にあたることができないなどの困難にぶつかることがある．遺言を作成していても，慰留分を請求されたり，税務は法律婚限定なので過重な納税を強いられる場合がある．また，法的課題に加え，相手方親族など周囲の人の理解が伴わず，葬儀や埋葬での列席を拒まれたり，あくまで友人として振る舞うしかできなかったなども聞く．最愛のパートナーとの死別に，他人の目を怖れてパートナーであることを隠さざるを得ない苦しさは，最も残酷といえよう．当会では死別経験者のための分かち合いの場を開催しているが，同じ状況を経験した者同士で，数年来吐き出せなかった思いをようやく口にでき，少しだけ心が軽くなったと語る参加者もいた．

Ⅳ 患者の背景にある多様性に目を向けてと

複雑で長期にわたる高齢期の課題に，一振りすればたちどころに解決する魔法の杖はない．当会での老後に備える活動も，ごく常識的なことばかりだ．

同性婚はおろか，性自認・性的指向を理由とした差別禁止が法的にも明言されず，政治家からさえいまだに差別的発言が多出する日本であるが，現在の法制度のなかでもできることはある．医療におけるキーパーソン指定や尊厳死などの医療意思表示，遺言や死後事務委任，認知症時に備える任意後見契約などだ．地域の自治体や社会福祉協議会の高齢独居支援にも有用なものが多い．それらをわかりやすく学ぶ講座を開催したり，「おとなの社会科見学」として老後関連機関への見学会を行っている（これまで地域包括支援センター，訪問看護ステーション，特別養護老人ホーム，樹木葬霊園などを見学）．当事者団体として当事者に向けて，制度リテラシーを高められるよう情報提供をしている．そのうえで，「社会発信」――パンフレット[2)]の作成や研修・講演，こうした一般書への寄稿などに努めている．

医療者の方へ釈迦に説法だが，診察に望・聞・問・切の四診ありと聞く．望診は患者の全体像を感じ取り，問診はアセスメントであり，医師のコミュニケーション能力が試される場だ．検査数値だけでは診察はできない．セクシュアリティを含む患者の背景に広く網を打つことで，患者の病の総体も正確にみえてくるのではないだろうか．われわれも当事者に対し，いまや社会の変化に伴い差別的な人ばかりではないことを伝えている．医療者と患者（当事者），双方の歩み寄りで，マイノリティにも利用しやすい医療や暮らしやすい社会が作れたらと願っている．

参考文献

1) 厚生労働省：医療・介護関係事業者における個人情報の適切な取扱いのためのガイダンス．
2) パープル・ハンズ（編）：介護や医療，福祉関係者のための高齢期の性的マイノリティ 理解と支援ハンドブック．http://purple-hands.net/pdf/handbook-web.pdf

（永易至文）

第 6 章

専門科の視点

19

メンタルヘルス

POINT

- LGBTQは日常生活のなかで慢性のストレスに常にさらされている.
- 日常臨床のなかでは，意識しないとLGBTQにかかわる問題を見逃してしまう.
- LGBTQにかかわる問題の現れ方は，人によってさまざまである.

はじめに

筆者は長年，数人の精神科医・臨床心理士でグループを作って，LGBTQ当事者や家族を対象にした電話相談を行っている．また精神科病院で医師として働く傍ら，LGBTQ（なかでもLGB）を主な対象としたクリニックで，精神科の診察も行っている．それらの経験を通して日頃感じている，LGBTQの患者・クライエントをみる際に留意すべきことを，いくつか書いてみたい．

I 「ゲイであることは診られない」

われわれが行っている電話相談に，時折こんな相談が入る．「うつになって精神科クリニックに行ったが，そこで自分がゲイであることも話すと，医師から『うつはここで診られるが，ゲイであることは診られない』といわれた」．

もちろん相談者の受け止め方が，やや偏っているのかもしれない．あるいは医師も，自分がLGBTQのことには明るくないことを認めて，より詳しい専門家にかかるようにと促す，臨床家としては「ある意味」正しい態度であったかもしれない．しかし性的指向を含むセクシュアリティは，人間の基本的な要素の1つである．それを扱わずに（わざわざ本人のほうから話してくれているのに！），うつという症状のみを扱うというのはそもそも無理があるだろう．さらに日常生活の多くの場面で，性的指向を切り離して生活することの多いゲイに対して，診療の場でも症状と性的指向を分けて扱うというのは，むしろ有害な行為であろう．そしてなにより医師の言葉はゲイであること自体へのネガティブなメッセージとして，相談者には伝わるであろう．

II 慢性のストレスにさらされるLGBTQ

多くのLGBTQの子どもたちは，幼少期から程度の差こそあれ，漠然と自身のセクシュアリティに対する違和感をもっていると思われる．それがはっきりと自覚されるのは，思春期を迎え性衝動や性的な興味関心が高まるなかでであろうが，トランスジェンダーではより早いようである[1)]．この期間，周囲との間で，疎外感や孤立感を感じることも多いであろうが，自身のセクシュアリティの違和について，友人や親を含めてなかなか相談できる人はいない．一方でこの間にいじめや暴力に遭う可能性も高い[1, 2)]．さらに進学，就労してからも，あるいは社会で新しい人間関係を結ぼうとするたびに，周囲からどんな反応を受けるかを気にして，LGBTQであることをオープンにできない人が，まだ大多数であろう．以前よりは変化してきたとはいえ，なお社会は異性愛前提の言動や慣習・ルールが多く，それらの前でLGBTQは差別や攻撃の対象にならないように，細心の注意を払いながら生活をしているというのが実際であろう．暴力や虐待などの強いトラウマとも異なる「もっと慢性の，真綿で絞め殺されていくようなかたち(宮地)[3)]」のトラウマがここにはある．

III LGBTQのメンタルヘルス

このようなLGBTQの受ける慢性的なストレスやトラウマは，当然LGBTQのメンタルヘルスに影響し，それを損なうことになる．欧米にはそのような報告が多数あるが，わが国では，日高のLGBを対象とした一連のインターネットを使った調査がその代表である(第7項 p.32，第8項 p.40)．その最初期1999年の調査では，LGBが異性愛者を装った役割をとる程度が強いほど，抑うつ・不安・孤独感などが強く，自尊感情は低くなることが指摘された．また抑うつ・不安は各年代で高値であるが，若年層になるほどより高くなることも示された[4)]．さらに自傷・自殺のリスクが高いという報告も内外問わず多い．

IV 精神科・カウンセリングの現場から

このあとは精神科やカウンセリングの現場で遭遇しやすいケースをいくつかみていきたい．ただし以下にあげるのは，これまでに外来や電話相談であった複数のケースをもとに筆者が作った，いわば「架空のケース」である．

CASE1

まずは17歳男性．初診時高校2年生．思春期頃から自分が同性を好きになることに気づいていたが，誰にも相談できず．高校で出会った仲良しグループの1人の男子生徒を好きになってしまい，1年ほど経ったところで告白．しかし強く拒絶されたところから不登校，抑うつ状態に．しばらく自室にこもった後で，市販の風邪薬を大量に服用して自殺企図．その際に両親宛に「遺書」を書いていたことから性的指向に悩んでいたことが判明．その後クリニックを初診．外来で定期的な診察やカウンセリングを続け，一時よりは改善したが，結局もとの高校は退学．通信制高校に入り直して，現在はまた少しずつ登校を開始している．カウンセラーからの紹介で，若年層のLGBTQが集まるグループなどにもつながり，楽しいと感じることも最近は多いという．

性的指向自体が主訴になって，病院やクリニックを受診することは少ないと思われるが，電話相談では中学生や高校生からの相談がときどきある．多くは初めて他の人に話したというケースである．この17歳のケースも，不登校が始まった時点では親も学校側も何が起こったのかわからずに困惑していた．同じことは日常診察の場面でも起こり得るため，不定愁訴や理由のわからない抑うつ状態の背後には，とくに若年層の場合にはセクシュアリティの問題があるのではということを臨床に携わる者は常に意識しておく必要がある．

CASE2

次は初診時47歳の女性．これまで女性に興味が向くことは気づいていたが，学校教師として忙しく，あるいはやや周囲の目を気にして生活をしてきたため，実際の行動はほとんど起こさず．しかし46歳で子宮がんを患ったことをきっかけに，自分の人生の意味などを考えるようになり，抑うつ状態を呈して，クリニックを初診．まずは本人のセクシュアリティにつき確認する作業を一緒に行い，レズビアンといえる人であることを確かめたうえで，今後どのように生きていきたいのか，そのためにどんなリソースを使えばよいかなどを話し合っている．どんなツールやグループなどがあるのか，インターネットなどで探すことから協働で行うようにしている．

このように本人が自身のセクシュアリティを受け入れるのにまだ抵抗がある場合には，治療者側からはある程度のストーリーが読めたとしても急がずに，本人との「協働作業」という形でそれを確認していくのがよい．そうして自分であらためて受け入れたという意識をもたせるのがよいと思う．「性指向アイデンティティ」[5]という言葉があるが，個人が自身の性的指向をどのように認知するかは，年齢などの個人の要因とサポートやコミュニティとのつながりの有無などのその人の置かれた環境で変化するもののようである．こちらから決めつけずに，その人が自身に合った段階を選んでいくのを待つという姿勢が求められる．

このようにLGBの場合は，本人が自身の性的指向をどう受け止めて，新しいアイデンティティを獲得していくかが主眼となるが，トランスジェンダーではそれだけでは十分ではない．

CASE3

27歳の戸籍上は女性．女性のパートナーと数年前から生活．双方の家族には詳しいことは話していない．本人はもともとエンジニアとしてIT関係の職場で働いていたが，職場での人間関係がうまく行かず，ハラスメントまがいの目に遭い，退職を余儀なくされた後から不安定に．イライラして，パートナーに当たり，しばしば暴力も出現．警察沙汰になったこともある．その過程でクリニックを初診．その後幼少時から存在する自身の身体への強い違和感を語るようになる．もともとゆったりとした男性的な服を着ていたが，その後より服装や髪型も男性的に．これにパートナーも理解をみせ，別の性同一性障害に詳しいクリニックも受診して，あらためて性同一性障害と診断．そのうえで乳房切除術，ホルモン療法を行う．それで声も含めてかなり外見上は男性的になったところで，幸い本人のセクシュアリティも含めて受け入れ対応してくれるIT関係の職場がみつかり，就職．現在はパートナーとの安定した生活を続けている．本人は現在のところこれ以上の外科的治療は望んでいない．

トランスジェンダーの場合には，強い身体への違和感があるので，これをどんな形で軽減あるいは解消していくかということと，選択した性で生活していけるような環境作りへの支援も必要となってくる．より幅広く，本人の置かれた環境や社会へ，治療者も関与していく必要があるだろう．さらにもう1点，LGBTQのカップルは，家族や職場に2人の関係を打ち明けていない場合も多く，閉鎖的な2者関係に陥りやすい．その場合いわゆる「共依存」的な関係となって，暴力の問題も起こりやすくなると思われる．その点への留意も必要だろう．

おわりに

以上，臨床でLGBTQのケースをみる場合に留意すべきこと，気をつけるべきことを，前半ではその一般的な背景を指摘して，後半ではより具体的な「架空のケース」を提示して，解説した．最近とくに感じることだが，LGBTQのことが人々に広まって行くにつれて，ゲイやレズビアンなどの既存の分け方に当てはまらないと訴える人が増えてきているように思う．セクシュアリティというものは，実際には人の数ほどあるのかもしれない．LGBTQについての知識を踏まえたうえで，あくまで目の前の患者・クライエントをみるという個別の視点が，臨床にかかわる者には何より大切であろう．

参考文献

1) いのち リスペクト．ホワイトリボンキャンペーン：LGBTQの学校生活に関する実態調査(2013)結果報告書．2014．https://ameblo.jp/respectwhiteribbon/
2) 日高庸晴：ゲイ・バイセクシュアル男性の健康レポート2015．https://www.health-issue.jp/Health_Report_2015.pdf
3) 宮地尚子(著)：マイノリティのトラウマ．トラウマの医療人類学．みすず書房，東京，77-87，2005．
4) 日高庸晴：ゲイ・バイセクシュアル男性の異性愛的役割葛藤と精神的健康に関する研究．思春期学．18 (3)：264-272，2000．
5) 佐々木掌子，平田俊明，金城理枝，他：アメリカ心理学会(APA)特別専門委員会における『性指向に関する適切な心理療法的対応』の報告書要約．心理臨床学研究，30 (5)：763-773，2012．

(林 直樹)

20

物質使用障害

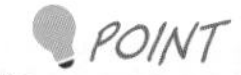

- LGBTQの人々の物質使用障害の背景には，スティグマから，孤立感や恐れ，抑うつ，不安，怒り，他者への不信感などのネガティブな感情が生じ，それを麻痺させるための過剰な使用や危険な使用パターンになっている．
- 診療場面では，LGBTQフレンドリーな自助グループがあることなどの情報を提供する．
- 覚醒剤を含むいかなる規制薬物についても警察通報を義務づけた法律は存在せず，医療者は守秘義務を優先することができる．
- 依存症支援の連携先には，依存症専門医療機関，精神保健福祉センター，民間回復支援施設，自助グループがある．

はじめに

アルコールや薬物による物質使用障害（依存症）は，他の精神障害に比べてスティグマの対象になりやすいといわれている[1]．スティグマとは，古代ギリシャにおいて，犯罪者や奴隷を区別するために，身体にタトゥーを入れたり，刃物で傷つけたり，焼きごてを押し当てたりすることでつけられた烙印（stigma）が語源となっている．「アルコール依存症者は暴力を振るう」，「覚醒剤使用者は重大犯罪を起こしやすい」といったパブリック・スティグマは依然として根強く，時に依存症者は差別や偏見の対象となる．一方，依存症の当事者は，「私は価値のない人間だ」，「俺はどうせアル中だから」といったセルフ・スティグマに囚われ，社会的に孤立状態となっている場合も少なくない．依存症臨床には，LGBTQの背景をもつ物質使用障害患者がしばしば登場する．レズビアン，ゲイ，バイセクシュアルの人々の物質使用障害の罹患リスクは，ヘテロセクシュアルに比べて2～4倍高いことが報告されている[2]．

本項では，まず物質使用障害の背景要因について触れる．次に，診療場面の「望まれる工夫（Do's）」，「避けるべき事柄（Don'ts）」を示す．さらに，違法薬物の通報義務と守秘義務との関係を整理したうえで，依存症支援の連携先について紹介する．

I 物質使用障害の背景要因

前述したLGBTQの人々の物質使用障害の罹患リスクに加え，物質使用障害をもったセクシュアルマイノリティは他の精神的問題を合併しやすいことが指摘されている．たとえば，物質使用障害をもつゲイ／バイセクシュアル男性やレズビアン／バイセクシュアル女性は，精神的苦痛や抑うつ合併のオッズ比がヘテロセクシュアルより高い[3)]．また，物質使用障害をもつトランスジェンダーの若年者は，高率に抑うつ，自殺傾向，自傷，摂食障害を合併する[4)]．そこで，LGBTQの物質使用障害をもつ人々の診療では合併する精神疾患をスクリーニングすること，あるいは他の精神的不調を訴えて訪れた場合にもアルコールや薬物の使用を聴取できるとよい．

LGBTQの人々の物質使用またはそれが過剰になった物質使用障害の背景には，偏見や差別から孤立感や恐れ，抑うつ，不安，怒り，不信感などのネガティブな感情が生じ，それを麻痺させるための過剰使用や危険な使用パターンになっていることがある．

II 物質使用障害への対応

一般的に，物質使用障害をもつ人々はアルコールや薬物の使用による周囲とのトラブルから恥や罪悪感を感じやすく，自尊感情が損なわれている．それに加え，物質使用障害をもつLGBTQの人々にとって，セクシュアルマイノリティが抱えるストレスが，物質使用障害の人々がもちやすいネガティブな自己像をさらに加速させてしまう．不安定な自己像や対人関係パターンから，診察場面でLGBTQの人々が過剰に受動的・受容的である，あるいは敵対的にみえることもあるかもしれない[5)]．

では診療場面のどのような対応が，物質使用障害をもつLGBTQの人々の傷つきを深めない対応につながるだろう．Do'sとして望まれる工夫，Don'tsとして避けるべき事柄について示す[5)]．

1 Do's

- LGBTQの人々に対するサポーティブな雰囲気作りを心がけること．問診などのやりとりでインクルーシブな言語を用いる．たとえば婚姻状態についてたずねる代わりに「パートナー」や「重要な人物(significant others)」などの表現を用いる．またLGBTQについての書籍を待合室などのスペースに置く．
- LGBTQの文献や情報に触れ，知ろうとすること．たとえば物質使用障害では自助グループのサポートが重要であり，LGBTQフレンドリーなAA(Alcohol Anonymous)，NA(Narcotics Anonymous)などのリソースについて知っておく．これらのリソースは日本にも存在する．
- LGBTQの人々が受診に訪れた場合にどんな対応が心地よいか，LGBTQの人々自身に聞いてみる．

2 Don'ts

- カムアウトを強制しない．たとえば，男性患者が他の男性と長く同居している場合に

「ゲイですよね」などと聞かない．
- パートナーや重要な他者を無視しない．血縁や婚姻関係がないからといって，患者の意思決定に重要でない人物と判断しない．
- 患者が性的指向やジェンダーを明かしたとき「レズビアンとして生きることは大変だろう」などと一方的な解釈をしない．共感は患者の話に寄り添う形がよい．

Ⅲ 患者の薬物使用と警察通報

患者の違法薬物の使用について，警察に通報する必要があると思い込んでいる医療者は意外なほど多い．しかし，実際には，覚醒剤を含むいかなる規制薬物についても警察通報を義務づけた法律は存在しない[6]．つまり，患者の薬物使用の事実を知った医療者が警察に通報しなくても，医療者が罪に問われることはない．そもそも，医師をはじめとする医療者には守秘義務があり，業務上知り得た秘密を漏らしてはいけないという前提がある．依存症からの回復においては「正直になること」が必要である．患者が自らの再使用を医療者に告白できるということは，安全な治療環境で，医療者との信頼関係が構築されていることを意味する．このような環境において守秘義務が優先されるのはいうまでもない．

なお，公的医療機関に勤務する医療者の場合，公務員の犯罪告発義務(刑事訴訟法第239条)との兼ね合いが生じる．しかし，そのような場合であっても，職務上正当と考えられる程度の裁量が認められており，本来の職務に課せられた守秘義務を優先することができる．

一方，薬物使用の影響により，患者が自傷・他害の恐れがある場合は，警察による介入が必要となる場合がある．自傷・他害の恐れが覚醒剤精神病などの精神医学的問題に基づく場合は，精神保健福祉法における第23条通報の対象となる．

Ⅳ 依存症支援の連携先

ここでは，依存症支援の連携先として活用したい専門機関・団体について紹介したい．

1 依存症専門医療機関

依存症に対する専門的な治療を行う医療機関である．アルコールや薬物など物質使用障害の治療に加えて，近年ではギャンブルやゲームといった行動嗜癖に対する治療を提供する医療機関も存在する．アルコール使用障害における医療機関の取り組みとしては，従来飲酒の全くない断酒の生活習慣を目指した治療の提供が一般的であったが，近年では早期介入の観点から飲酒量を減らすことを治療の選択肢として許容する医療機関が増えている．アルコールの制御困難感が重くなく，合併症もなく，社会機能が安定している層では，時に断酒は過剰と感じられやすく，減酒の支援がより現実的である．薬物依存の分野では，認知行動療法プログラムや動機づけ面接法を取り入れたSMARPP (Serigaya Methamphetamine

Relapse Prevention Program）が開発され，全国の精神科医療施設への普及が進んでいる．覚醒剤などの再使用に結びつく引き金（トリガー）を特定し，引き金への対処スキルを身につけていく．ワークブックを用いたグループ療法が一般的なプログラムのスタイルである．依存症対策全国センターのホームページでは，厚生労働省が選定した専門的医療機関を都道府県ごとに検索できる（https://www.ncasa-japan.jp/you-do/treatment/treatment-map/）．

2 精神保健福祉センター

メンタルヘルスに関する高い専門性を有する行政機関であり，全国の都道府県および政令指定都市に設置されている．専門相談員による個別相談に加え，グループ療法（認知行動療法プログラムなど）や，家族教室を実施している機関も多い．アルコールや薬物の問題を抱える本人の周りには，本人の依存症的行動に振り回され，疲弊している家族の存在がある．依存症支援では，依存症者を抱える家族も支援の対象となる当事者と考え，家族介入を重視している．家族が依存症に対する理解を深め，本人とのコミュニケーションについて学ぶことで，本人が支援の場に登場しやすくなるといわれる．

3 民間回復支援団体

当事者が主体となった回復支援団体である．たとえば，ダルク（Drug Addiction Rehabilitation Center：DARC）やマック（Maryknoll Alcohol Center：MAC）などの団体に代表される．12stepプログラムと呼ばれる回復プログラムに基づくミーティングを活動の中心としている．当事者同士が共同生活を送りながら，依存症からの回復を目指す．職員の多くが依存症から回復した経験をもつ当事者である．精神障害者の福祉事業所として運営されている施設も多い．

4 自助グループ

依存症からの回復を目指す当事者同士が集まるグループ．特定の入所施設をもたず，公民館や教会のスペースを借りて活動している．代表的なグループとしてAA，NAが知られる．LGBTQに限定したグループがあり，近年，グループ数は増えている．新型コロナウイルス感染拡大を受け，閉鎖されているミーティング会場もあるが，オンラインミーティングを主催するグループも増えている．

おわりに

物質使用障害の臨床では「物質使用に関して正直になる」ことが重要なポイントである．しかし，当事者が偏見をもたれやすい環境や関係性のなかで正直になることは不可能である．物質使用障害のあるLGBTQの人々が安全や安心を感じられる場所の提供があってこそ「アルコールや薬物の使用に正直になる」ことが現実的となり，物質使用の問題の軽減に役立つと思われる．

参考文献

1) Livingston JD, Milne T, Fang ML, et al：The effectiveness of interventions for reducing stigma related to substance use disorders：a systematic review. Addiction, 107 (1)：39-50, 2012.

2) King M, Semlyen J, Tai SS：A systematic review of mental disorder, suicide, and deliberate self harm in lesbian, gay and bisexual people. BMC Psychiatry, 8：70, 2008.

3) Gonzales G, Henning-Smith C：Health Disparities by Sexual Orientation：Results and Implications from the Behavioral Risk Factor Surveillance System. J Community Health, 42 (6)：1163-1172, 2017.

4) Connolly MD, Zervos MJ, Barone CJ, et al：The Mental Health of Transgender Youth：Advances in Understanding. J Adolesc Health, 59 (5)：489-495, 2016.

5) Substance Abuse and Mental Health Service Administration：A provider's introduction to substance abuse treatment for lesbian, gay, bisexual, and transgender individuals.
https://store.samhsa.gov/sites/default/files/SAMHSA_Digital_Download/sma12-4104.pdf

6) 松本俊彦：公務員と違法薬物使用の通報義務. 救急医学, 39 (13)：1816-1822, 2015.

（湯本洋介，嶋根卓也）

21

HIVを含む性感染症

POINT

- 性感染症はHIVに加えてクラミジア，淋菌，梅毒による感染症が急増中である．
- セクシュアル・アクティビティの高い人には3ヵ月に一度のスクリーニングが推奨される．
- HIVはPrEPおよびPEPをうまく活用することで効果的に予防できる．
- HIV感染者は血中HIV-RNAが検出感度以下ならば相手への感染リスクはゼロ．

はじめに

感染症のなかでもHIV感染症を多く診療しているなかで，LGBTQの方とは多く接してきている．それぞれのセクシュアリティに配慮しつつ性感染症の予防や検査，治療を患者と話し合いながら外来診療を進めている．男性同士のセックスでは避妊の必要がないこともあり，コンドームの利用などの感染予防をしないことが多く，性感染症に罹患しやすい．また無症状のものも多く，定期的な検査もしなければ見逃してしまう．日本ではHIV検査は行政検査などの利用により無料で受検することができるが，その他の性感染症に関しては自治体によりバラツキが生じている．自費診療で性感染症のスクリーニングを提供するクリニックなどが都心部では出てきており，その重要性は高まるばかりである．ここでは感染症を専門とする医師でなくとも知るべき性感染症をまとめる．

I　MSMとトランスジェンダーの方でよくみられる性感染症

1　クラミジア感染症(*Chlamydia trachomatis*)および淋菌感染症(*Neisseria gonorrhoeae*)

日本でもっとも多い性感染症が性器クラミジア感染症であり，淋菌感染症もクラミジア感染症としばしば一緒に感染することがある．尿道感染症の場合には排尿時痛や違和感などを感じることもあるが，オーラルセックスにて咽頭，およびアナルセックスにて直腸の感染を起こすことが知られており，無症状のこともしばしばある．淋菌感染症は排膿することがあり，下着などに付着することが多い．尿道感染においては部分尿，咽頭はうがい液，直腸に関しては保険適用外とはなるが分泌物としてスワブにて直腸周囲の拭い液を核酸増幅法にて検査する．それぞれの検体を出すこともできるが，3-in-1[1)]といって咽頭と直腸の検体を尿と一緒にして一回で検査をする方法も存在する(保険適用外). どれだけ簡単に治療を済ませられるかは抗菌薬選択の重要因子の1つである. アジスロマイシン(ジスロマック®SR)2gとセフトリアキソン静注1gなどを組み合わせて単回で治療している.

2 梅　毒

ここ数年で急増中の性感染症であり, *Treponema pallidum* が原因である. 病期によって症状が異なる. 第1期梅毒では無痛性潰瘍を伴う硬性下疳(感染成立後から3週間ほど), 第2期梅毒では皮膚や粘膜の発疹(感染成立から3ヵ月～3年), 第3期梅毒では結節性梅毒疹やゴム腫, 第4期梅毒では大動脈炎, 大動脈瘤あるいは脊髄癆, 進行麻痺など症状は多彩である. また神経梅毒はどの病期でも発症し得るので, 疑われる場合には髄液検査が求められる. HIV感染者ではCD4値が350/μL以下やRPRが128倍以上の場合, 神経梅毒を合併しやすい.

診断は臨床症状と梅毒血清反応を基本として, RPR(rapid plasma regain)法とTPHA(*Treponema pallidum* hemagglutination assay)法などを利用する. TPHAは梅毒の感染および既感染を示し, RPRは梅毒の病勢を示す. 治療の指標にはRPRを利用する. 第1～2期梅毒ではアモキシシリン(プロベネシドを併用することもある)で治療する. 神経梅毒などはペニシリンGの点滴にて10～14日間の点滴治療を要する.

3 その他の性感染症

HIVは後述する. 他に知っておくべき感染症はクラミジア感染症のなかでも鼠径リンパ肉芽腫(Lymphogranuloma venereum：LGV)を発症するもの, ウイルス性肝炎(A型, B型, C型)の存在も知っておきたい. 性器ヘルペス感染症は頻繁にみられて痛みを伴う潰瘍性病変の代表である. *Mycoplasma genitalium* や *Ureaplasma urealyticum* は尿道炎の原因菌として注目されている(検査は保険未収載だが外注検査あり). ヒトパピローマウイルスは尖圭コンジローマを始めとして, 扁平上皮がんなどを含む肛門病変を形成するためにanal pap smear[2](肛門周囲の細胞診)を定期的に行う施設もある.

II 定期的なスクリーニングやワクチン接種をどのように行うか

MSMやトランスジェンダーの方のなかでセクシュアル・アクティビティが高い人に関しては, セクシュアル・ヘルスの充実している国では無料もしくは安価に性感染症の定期的なスクリーニングができる体制が取られている. クラミジア, 淋菌, 梅毒はとくに頻度が高く, HIV検査とともに3ヵ月に1度の検査が推奨されている. 性感染症として認識されているC型肝炎のスクリーニングは年に1回, またA型肝炎とB型肝炎については, 予防接種を受けることが推奨されている.

日本ではHIV検査は保健所などにて無料で行うことができるが, その他の感染症に関しては自治体によって異なるため, 性感染症の包括的なスクリーニングができない. 最近では自費診療で性感染症スクリーニング検査を包括的に提供するクリニックが出てきている.

ワクチンで予防できる性感染症の代表はA型肝炎，B型肝炎およびヒトパピローマウイルス(human papillomavirus：HPV)感染症であり，これらは男女問わず接種することが推奨されている国がある．

Ⅲ HIV診療の実際とHIV感染に対する予防

1 曝露前予防

最近ではセクシュアル・アクティビティの高い方を対象に，事前に抗HIV薬を服用することによりHIVを予防するPrEP (pre-exposure prophylaxis)が普及してきている．現時点では2通りの服用方法がある．ただし日本では2021年11月現在，自費診療である．

▶▶▶daily PrEP

ツルバダ®配合錠(もしくはデシコビ®配合錠HT)1錠1日1回を毎日服用．後発薬可能．個人輸入などで購入した場合，1ヵ月(30錠)あたり6,000円程度．先発薬を自費診療で購入した場合は12万円程度．

▶▶▶on demand PrEP

ツルバダ®配合錠2錠をセックスする2時間前までに服用，その後セックス後24時間後と48時間後にそれぞれ1錠ずつ服用(合計4錠)．後発薬可能．

日本ではツルバダ®配合錠やデシコビ®配合錠HTにPrEPの適応はないので，PrEPを利用している人は後発薬の個人輸入などを行い，自らの責任にて服用している．PrEPを行う前には必ずHIVに感染していないことを確認していなければならず，またPrEP利用者は性感染症のスクリーニングを定期的(3ヵ月に1回)行うことが推奨されている．ツルバダ®配合錠やその後発薬を服用する場合には腎障害をきたすことがあるため，PrEP開始から3ヵ月後，およびその後6ヵ月おきに血清クレアチニン値や尿中タンパクなどの確認が推奨されている．

2 曝露後予防

HIV感染者であるかもしれない人とセックスをした場合には，72時間以内に曝露後予防薬を服用することが推奨されている．ただしHIV感染者でも，HIV治療中で血中HIV-RNA量が検出感度以下を維持しているパートナーの場合には予防内服の必要はない．U＝U (undetectable = untransmittable)，すなわちHIV-RNA量が検出感度以下であれば相手にHIVを感染させることはないことがわかってきたためである．そうではない場合には曝露後予防(post exposure prophylaxis：PEP)として以下を推奨する．

- テビケイ錠(50 mg) 1錠1日1回＋ツルバダ®配合錠(もしくはデシコビ®配合錠HT) 1錠1日1回を28日間
- アイセントレス®錠(400 mg) 1錠1日2回＋ツルバダ®配合錠(もしくはデシコビ®配合錠HT) 1錠1日1回を28日間

HIV拠点病院でもツルバダ®配合錠がデシコビ®配合錠HTに置き換わってきており，臨床の現場ではあまり使われなくなってきているため，デシコビ®配合錠HTを使用することが多い．筆者の施設では利便性のためビクタルビ®配合錠1錠1日1回を28日間で代用している．

3 治　療

HIV感染症に対してほとんどの患者で1日1回1錠の服薬で治療可能となっている．この治療自体はエイズ拠点病院で行われることが多いが，行政認可（更生医療の指定など）を受けていれば，診療所でも治療は可能である．

Ⅳ 性の多様化を考慮した性感染症の問診のコツ

性感染症の問診に含まれる内容は多彩であり，通常の一般内科診療では聞きづらい内容も含まれる．たとえば，HIRI-MSM Risk Index[3]はPrEPの適用を決めるために必要な問診事項であるが，以下の内容を答えてもらう必要がある．

- 過去6ヵ月間にセックスをした相手の人数
- 過去6ヵ月間に肛門性交の被挿入側（receptive）をコンドームなしで行った回数
- 過去6ヵ月間にセックスをした相手がHIV感染者であった人数
- 過去6ヵ月間にHIV感染者と肛門性交の挿入側（insertive）をコンドームなしで行った回数
- 過去6ヵ月間に覚醒剤など使用したか

これに年齢を追加した6項目でリスク評価を行う．内容をみるとかなり踏み込んだ内容になっている．セクシュアルヘルス外来の現場では2通りのパターンに分かれる．医師や看護師がダイレクトに聞くパターンと，CASI（computer-assisted self-interview）すなわちパソコンやタブレットを使用して問診を取り，直接は答えづらい内容を画面上で答えることによる相手に配慮をするパターンである．問診には多くの方はダイレクトに聞いても答えてくれるが，受診者の精神的な負担もあり，CASIなども検討すべきであると考えている．受診者のプライバシーに配慮していることや信頼関係などが問診での基礎となるため，プロフェッショナルな対応や姿勢が望ましい．

参考文献

1) Sultan B, White JA, Fish R, et al：The "3 in 1" Study：Pooling Self-Taken Pharyngeal, Urethral, and Rectal Samples into a Single Sample for Analysis for Detection of Neisseria gonorrhoeae and Chlamydia trachomatis in Men Who Have Sex with Men. J Clin Microbiol, 54 (3)：650-656, 2016.

2) Chiao EY, Giordano TP, Palefsky JM, et al：Screening HIV-infected individuals for anal cancer precursor lesions：a systematic review. Clin Infect Dis Off Publ Infect Dis Soc Am, 43 (2)：223-233, 2006.

3) Smith DK, Pals SL, Herbst JH, et al：Development of a Clinical Screening Index Predictive of Incident HIV Infection Among Men Who Have Sex With Men in the United States. JAIDS J Acquir Immune Defic Syndr, 60 (4)：421-427, 2012.

（谷口俊文）

22

LGBTIQAとIPV

POINT

- 親密な関係における暴力は性別違和のない異性愛の関係性だけで発生するわけではない.
- LGBTIQA[注1)]を含む「DVの社会啓発」から除外される人々は，法的保護の対象外ともなり事態の悪化が顕著に現れる.
- 「女性に対する暴力」が重視されることと同様に，あらゆるジェンダーに基づく暴力に対策を打たなければならない.

I 法律から「取り残された人」は誰なのか

国内においてDV（domestic violence／ドメスティック・バイオレンス）という言葉が一般的に用いられるようになった．しかしこの「ドメスティック（家庭的，家族的）」という言葉は基本的に社会規範上の男女の家族を内包し，婚姻やそれに準ずる関係性を構築し得ない人々を包括する概念とはいいがたい．国内法としては「配偶者からの暴力の防止及び被害者の保護に関する法律（DV防止法）」がある．2014年改正時に適用範囲拡大がされており，これによって所謂「デートDV」も含まれるようになったことは社会的に歓迎もされた．改正後に適用範囲は「配偶者」の他，以下に拡大された．

- DV防止法上の「配偶者からの暴力」には離婚後（事実上離婚したと同様の事情に入ることを含む）も引き続き受ける暴力
- 生活の本拠をともにする交際相手（婚姻関係における共同生活を営んでいないものを除く）

ここで，「婚姻」という制度が明記されたことにより，事実上の婚姻関係を認められない者たち，いわゆる同性間でのパートナーシップに関して，法の適用外であると一部で語られるようになる．

警察などの介入においてもこれらを元に適用外であると伝えられることもあれば，制度を使うために法的に争わなければならない事態も現に発生している．

DVという言葉以前に一般化されてきた「家庭内暴力」という言葉では主に親子間での暴

注1：L/G/B/T/I/Q/Aそれぞれの暴力被害率の高さが訴えられるなかで，それらの人々が不可視化されないよう，その当事者に対しての支援体制に関するメッセージを届けるという思いや経緯を踏まえ，筆者のかかわる団体ではLGBTIQAという表記を使用している．

力が注目されてきた．配偶者やそれに準ずる人たちの間での暴力だけが「ドメスティック」と表現されるのか疑問であるが，法律のルートが違うということに尽きる．子どもの被害についてであれば，それらは児童福祉法などの規制のなかで語られる．配偶者やそれに準ずる人たちに関してはDV防止法，売春防止法を含め，他にも例示できる法律はあるが，年齢や関係性，性別などで法的に区切り，道徳や規範意識に基づいた縦割りの制度というのは，法の狭間を作ることがある．

たとえば，親子間の暴力であっても18歳を越えた段階から児童福祉法管轄における支援の対象ではなくなる．DV防止法は男女ともに法の適用対象であるが現在「婚姻」の範囲にない人々を不可視としており，売春防止法に関してはあくまでも女性支援，そして「性道徳に反し，社会の善良の風俗をみだす」と定義される売春行為の処罰と売春女子の“保護更生”に向け構築されている．女性シェルターや相談機関は非常に充実しているが，女性以外の相談，とくに緊急避難のあり方は全国的に確立されていない．婦人保護施設などは売春防止法に基づき設置され，まさに「婦人＝女性」を軸として取り組まれている．保護更生を軸とする施策においては，その場にいる人たちの多様なニーズや事情，バックグラウンド以上に，法律にも書かれる「性道徳」，「社会の善良な風俗」を重んじることにもなろう．基本的なフレームとして，成人男性，とくに親子間での暴力被害者はより，法の狭間と成り得る．トランスジェンダーの扱いについては基本的な指針すらない状態である．本人たちにとっては，起きていることは皆「暴力被害」である．

こうしたハード面における具体的な排除と同時に，いわゆる女性以外が警察などでの相談を行った際に，それらを非常に軽い出来事のように扱われ，差別に基づく対応に晒されるということもいまだに横行している．

たとえば暴力被害に遭うゲイ男性に対して「男なんだから，暴力には自分で対抗するべき．いいガタイしてるんだから」などといって被害届を受理しないというようなことも残念ながら珍しいことではない．それぞれの性自認や性表現のあり方を揶揄するような形で自己責任を被害者側に押しつけるような言動も後を立たない．

法律が作る社会の規範がある．公的な社会資源というのは，こうした法律を根拠として作られるものが多く，それらに正しさが付与されている状況下においては，どれだけ「法の狭間」ができているという指摘があっても，その狭間に落ちてしまうマイノリティの課題はなかなか可視化されることがない．

「DVはいわゆる男女間で起きるもの」，そうした社会規範は，脆弱な女性たちを助ける社会資源こそが正義であるという意識を植えつけてしまう．結果として，その狭間となり得る暴力被害経験を有している人たちは，非常に声をあげにくい社会が形成される．

さて，ここまで「DV」という言葉を使ってきたが，説明したように，法的な規範においても，社会的な規範においても，DVの定義は非常に狭く認識されやすい．SOGIESC（ソジエスク：sexual orientation, gender identity & expression, sexual characteristics／性的指向，性自認，性表現，性的特徴）への差別や偏見を基にした暴力は後を絶たず，またSOGIESCが社会的にマイノリティだとされる人たちの暴力被害が非常に可視化されにくいという事実に基づく前提に立ったとき，より広範な暴力の形態を社会的な支援の基準とすべきであることに疑いの余地はないはずだ．

DVではなく，ここからはIPV（intimate partner violence／親密なパートナーによる暴力）という言葉を使う．どのようなSOGIESCをもつ人であれ，親密な関係性を他者と築くなかでその関係性が「暴力」となることがある．1ついえることは，LGBTIQA（レズビアン・ゲイ・バイセクシュアル・トランスジェンダー・インターセックス[注2)]・クエスチョニング・クィア・Aセクシュアル）コミュニティに属する人たちはそうしたリスクが非常に高く，なおかつそのSOGIESCゆえに社会的な差別や偏見，スティグマに晒されるなかで，より助けを求めづらく，なおかつ具体的な支援体制が整っているとはいいがたい状況下におかれているという事実があるということだ．

II データから見るLGBTIQAと暴力被害

筆者自身の活動の主軸が性暴力被害に関してなので，そのデータが中心になるが，ここで1つのデータを紹介する．

- 親密なパートナーからのレイプ，身体的暴力，ストーカー行為を経験したことがある女性は，ストレート女性の35％に対し，レズビアン女性の44％，バイセクシュアル女性の61％にのぼる．
- ストレート男性の29％と比較して，ゲイ男性の26％，バイセクシュアル男性の37％が，親密なパートナーによるレイプ，身体的暴力，ストーカー行為を経験している．
- ストレート女性の17％，レズビアンの13％と比較してバイセクシュアル女性の46％がレイプされた経験がある．
- ストレート女性の9％と比較して，バイセクシュアル女性は22％が親密なパートナーにレイプされたことがある．
- ストレート男性の21％と比較して，ゲイ男性の40％，バイセクシュアル男性の47％がレイプ以外の性的暴力を経験している．

国内におけるLGBTIQAのDVや性暴力被害リスクの調査は非常に少なく，全国規模での公的な調査はない．ここではアメリカの調査[1)]を引用しているが，小規模な調査も含め，被害率の高さには各所において大きな違いは出ていない印象を受ける．また，この調査はLGBに関しての調査になるが，他さまざまな統計，調査において，LGBTIQAの性暴力被害経験率の高さはとくに訴えられてきた．

被害経験率が高いことがいわれながら，なぜこれらの問題はなかなか可視化されないのか，沢山の要因が考えられるがたとえば以下のようなものがある．

注2：本項に登場するインターセックスという言葉は，国際的および各国の当事者団体などが使用している自称であり，WHOや国連の刊行物にもLGBTIとして採用されている用語である．なお，国連の当事者の人権に関する述で，疾患概念であるDSD（disorders of sexual development）が使用されることはない．

- 社会規範に基づき，声をあげてもどうせ信じてもらえないだろうという恐怖.
- 暴力が男性から女性に対して行われるものだという社会認識への諦め.
- ホモフォビア（同性愛嫌悪），バイフォビア（両性愛嫌悪），トランスフォビア（トランス嫌悪）などへの恐怖.
- 問題が可視化される中でコミュニティや一般社会における友人やサポートを失う恐怖.
- 被害を訴える過程においてカミングアウトを強いられることへの恐怖.
- ホモフォビア，トランスフォビアなどをもつ人たちの「燃料」となる恐怖.
- パートナーや，コミュニティの人間をフォビアに曝す恐怖（たとえ加害者であっても）.
- 嘲笑の対象となる恐怖.

広くIPVサバイバーたちがもつ被害後の困難に加え，こうした社会的な差別・偏見・スティグマの影響を，LGBTIQAのIPVサバイバーたちと接するなかでは強く感じる.

LGBTIQAの相談を聞くことに慣れておらずコミュニティへの理解が不足していると，サバイバーがいっていることの重要性に気づかない.加害がサバイバーにどう影響をもたらすのか，どれだけ重要な出来事であるかを理解するためにも重要なことだ.

おわりに

LGBTIQAのIPVに関しては，個々の関係性や性のあり様を他者に対して秘匿している状態で，他者に相談をしたり訴え出るということが容易ではないことが想定される.加害者は「訴えづらさ」を増長させるために被害者の自己責任感を強化する言動をしたり，マイノリティ性に漬け込む攻撃をしてくることもある.「被害にSOGIESCは関係ない」という事態は，そう多くない.サバイバーのサポートには，個々のSOGIESCを尊重する，尊厳を認めるあり方が求められる.クローズドな関係性のなかで，状況が悪化することもあれば，法的な関係性の保証がないことから権利主張がままならない場合もある.

LGBTIQAのIPVサバイバーをサポートするということは，心身ともにあるIPVの影響を明確に理解したうえで，LGBTIQAに降りかかるさまざまな差別故の権利の侵害を救済するための法的フレームの構築をも含めた包括的な支援が求められるものである.

参考文献

1) Centers for Disease Control and Prevention：National Intimate Partner and Sexual Violence Survey（An Overview of 2010 Findings on Victimization by Sexual Orientation. 2010.
引用箇所は筆者翻訳.

（岡田実穂）

23

婦人科の視点 —婦人科診療，リプロダクティブ・ヘルス，ホルモン療法—

POINT

- トランスジェンダーの婦人科受診は，当事者にとって受診困難な現状がある．
- 問診票・婦人科診察方法の工夫および医療スタッフによる配慮は，トランスジェンダーの医療アクセス向上につながる．
- さまざまなセクシュアリティを考慮した婦人科診察の対応は，今後医療機関において必要不可欠である．

はじめに

トランスジェンダーとは，出生時に指定された性別と性自認が一致しない人のことであり，多種多様なセクシュアリティが存在し，一括りにはできない．出生時に指定された性別を性自認に近づける治療を望む人・望まない人，ホルモン療法や性別適合手術（sex reassignment surgery：SRS）を行い戸籍上の性別変更を希望する人など，トランスジェンダーに関する診療・治療の対応はさまざまである．

I　トランスジェンダーの医療アクセス

当事者に実施したアンケート調査において，48％が病院受診を躊躇し，49.6％が病院で嫌な思いをしたことがあるとする報告があり[1]，トランスジェンダーの婦人科受診は当事者にとって受診困難な現状がある．健康診断やがん検診を受けずにいる人も多く，今後トランスジェンダーの医療アクセス向上は重要課題の1つである．

1　病院を受診できない当事者の声

なぜ，病院を受診できないのか，理由として下記のことが考えられる．

▸▸▸問診票の記載方法

名前は戸籍上の名前がよいのか，通称名でもよいのか．性別は，生まれたときの性別・現在の戸籍上の性別・自認する性別，どの性別を記載すべきなのか迷う．さらに，婦人科問診票においては，「性交渉をしたことがありますか？」，「最終月経はいつですか？」など，婦人科特有の質問内容が存在する．一般的には，性交渉＝腟内性交渉を指すのかもしれないが，性交渉の定義は人それぞれであり，回答に悩んでしまう．そして，MtF（male to female）で戸籍上の性別を男性から女性に変更した人は，もともと子宮をもっていないため，最終月経の書き方に悩む．問診票の記載に苦戦することで，受診を断念するケースもある．

▶▶▶名前の呼ばれ方

次に，病院での名前の呼ばれ方に苦痛を感じる人が多い．たとえばFtM（female to male）で男性ホルモン療法を行っており，見た目は男性であるが，名前が女性名の場合，医療スタッフより「ご本人様ですか？」と何度も聞かれることがある．周りの視線も気になり，「病院には行きたくない」と思うことも多い．待合室で名前を呼ばれることに抵抗を感じ，「フルネームで呼ばないでほしい」，「通称名で呼んでほしい」などの要望もある．

▶▶▶婦人科診察

婦人科特有の診察台"内診台"に恐怖心がある人は多い．診察環境への配慮で，その恐怖心を軽減できることがある．

その他には，「産婦人科に行く」＝「自分が"女性"として認識される場所に行く」と思う人もおり，産婦人科受診希望はあるが，どうしても産婦人科の門を叩けず，受診できないケースがある．月経困難症で悩んでいても，誰にもいえず病院にも受診できずに，1人で我慢している人は多い．海外のように，日本でもホームドクター（かかりつけ医）が普及して，婦人科相談・診察が可能になれば，QOL（quality of life）が改善するのではないかと考える．

2 問診票・名前の呼び方の対応

医療スタッフ側の工夫により，トランスジェンダーの医療アクセス向上につながると考える．なお，問診票については他項も参照（第5項 p.21）．

▶▶▶性別欄

性別欄を（　　　　）にする

性別欄が「男・女」のみであると，問診票の記入に戸惑う人も多いため，自認するセクシュアリティを自由記載で書いてもらうとよい．

▶▶▶名前

戸籍上の名前欄だけでなく，通称名欄を作る

基本的に名前欄には戸籍上の名前を記載するが，「通称名や呼んでほしい名前があれば書いてください」と問診票に記載しておくことで，患者の負担軽減につながる．近年，名前で呼ばずに，番号で患者を呼ぶ施設もある．

▶▶▶性交渉

膣内性交渉（あり・なし），肛門性交渉（あり・なし），その他（　　　　）を作る

性交渉の方法は人によってさまざまであるため，問診票では3項目に分けて質問するとよい．膣内性交渉はなくても肛門性交渉はある場合があり，性感染症の鑑別においても重要な質問となる．

▶▶▶最終月経の質問について

「月経経験がある方に質問です」と冒頭に記載をする

MtFで子宮がない人は，月経についての質問に困惑するため，上記のようにたずねる．

▶▶▶子宮頸がん検診

子宮頸がん検診を受けたことがある方に限り，受診歴を質問する形にする

検診経験がある場合：最終のがん検診時期(　　　　　　)

受診施設(区民健診　会社の検診　主婦健診　人間ドック　婦人科にて　その他(　　　))

3 診察の対応

診察方法の工夫により，産婦人科診察への恐怖心・不安を取り除くことができ，産婦人科受診の継続につながる．

▶▶▶超音波検査

経腟・経腹・経肛門の３つの選択肢を伝える

経腟超音波検査だけでなく，経腹・経肛門超音波検査の選択肢があることを患者に伝える．

▶▶▶診察方法

ベッド式診察台で，診察を行う

婦人科診察台(内診台)へ恐怖心を抱く人は多い．必ずしも内診台で診察するのではなく，ベッド式診察台での診察も可能であると患者に伝える．

II 成人期の治療法

1 わが国の男性・女性のホルモン量・副作用

▶▶▶FtM

治療はアンドロゲン・デポ製剤の筋肉注射(125 ～ 250 mg/2 ～ 4週ごと)を投与する．血清総テストステロンの目標値：400 ～ 700 ng/dL[6]であり，1,000 mg/dL以上にはならないようにコントロールする必要がある[4]．作用としては，月経の停止・陰核の腫大・声の低音化・筋肉量の増加・性欲亢進・体毛の増加・頭髪減少がみられ，副作用としては，多血症・肝障害・生活習慣病(高血圧・糖尿病・脂質異常症・肥満)などがみられる場合がある[2, 3, 5, 6]．

▶▶▶MtF

治療としてエストロゲン製剤を投与する．エストロゲン・デポ製剤の筋肉注射(10 ～ 20 mg/2 ～ 4週ごと)，エストラジオール貼付剤(0.72 ～ 1.44 mg/2日ごと)，エストラジオールゲル剤(1 ～ 2 mg/日)，エストラジオール内服(0.5 ～ 1 mg/日)，結合型エストロゲン(2.5 ～ 3.75 mg/日)などが投与され，エストロゲン製剤のみで治療効果が乏しい場合には，抗アンドロゲン製剤が併用されることもある[2, 4, 6]．性ホルモンの目標値は，血清総テストステロン値：50 ng/dL以下であり，血清エストラジオール：100 ～ 200 pg/mLを維持する[6]．作用として，乳房の発達・陰茎勃起の減少・性欲減退・精子減少がみられる．

精子減少は不可逆的のため本人・パートナーへの十分な説明が重要である．副作用としてとくに血栓症には十分な注意が必要であり，40歳以上や血栓ハイリスク症例には注射剤や貼付剤・ゲル剤を使用する．その他の副作用として，乳がんリスクの上昇・下垂体腫瘍(プロラクチノーマ)・冠動脈疾患・脳血管障害・脂質異常症・胆石症がみられる場合もある．

2 ホルモン療法投与前後の注意点

初回投与前は，既往歴・家族歴の確認，体重・血圧測定および血液検査を行い，ホルモン療法が可能か判断する．その後は，3ヵ月ごとに血液検査を行う．経過良好であれば，投与から1年後以降は半年ごとの診察・血液検査を行う[6)]．

ホルモン療法の過剰・過少投与により，体調不良をきたす患者が多い．症状を聞き，血液検査でホルモン値を確認したうえで，個別のホルモン量の調整が必要である．海外からホルモン製剤を自己輸入し，自己調整している患者も散見されるため，現在のホルモン投与量の確認も重要である．

3 性別適合手術(SRS)

▶▶▶FtM手術

FtMでは，乳房切除術・子宮・付属器(卵巣・卵管)摘出術があり，日本だけでなく，海外(タイなど)で手術する人もおり，術後ケア・トラブルでの受診者が増えている．術後，創部(腟断端)から出血を認めることがあるが，月経2日目以上の出血を認める場合には病院を受診すべきである．血腫・感染が生じていなければ，経過観察で症状は軽快する．帯下異常が生じても，産婦人科受診をためらう人が多いが，細菌性腟炎・カンジダ腟炎は，腟錠によって症状が改善するため，早めに受診するように指導が必要である．腟錠剤挿入時は，腟錠剤にゼリーをぬる，砕いて挿入するなど，痛みを軽減するための工夫をするとよい．

▶▶▶MtF手術

MtFでは，精巣除去・陰茎切断・造腟術がある．造腟術後に，ダイレーターによる出血や術後腟狭窄，性交渉がうまくできないなどのトラブルによる受診が多い．ダイレーターや骨盤底筋群のリハビリテーションの指導は，QOL向上に効果的だが行われていないことが多く，外来にて継続的な指導が必要である．しかし，造腟術後の腟は，婦人科外来で診察を断られることもあるため，トラブルを抱えながらも受診できないケースが多発している．

おわりに

どんなセクシュアリティでも，スムーズに婦人科受診ができるように，問診票・診察方法の工夫および医療スタッフによる配慮が重要と考える．さまざまなセクシュアリティに配慮した婦人科診療は，医療機関において必要不可欠であると考える．

参考文献

1) TRanS：GID/GD/トランスジェンダー当事者の医療アクセスの現状. 2020.
https://teamrans.jp/pdf/tg-gid-tg-research-2020.pdf

2) 日本産科婦人科学会(編)：産婦人科専門医のための必修知識2020年度版. E25-E27, 2020.

3) 世界トランスジェンダー・ヘルス専門科協会：トランスセクシュアル, トランスジェンダー, ジェンダーに非同調な人々のためのケア基準 第7版.
https://www.wpath.org/media/cms/Documents/SOC%20v7/SOC%20V7_Japanese.pdf

4) 日本産科婦人科学会/日本産婦人科医会(編)：産婦人科診療ガイドライン 婦人科外来編2017年度版. 169-171, 2017.

5) 日本産科婦人科学会/日本産婦人科医会(編)：産婦人科診療ガイドライン 婦人科外来編2020年度版. 243-246, 2020.

6) Hembree WC, Cohen-Kettenis PT, Gooren L, et al：Endocrine Treatment of Gender-Dysphoric/Gender-Incongruent Persons：An Endocrine Society* Clinical Practice Guideline. J Clin Endocrinol Metab, 102 (11)：3869-3903, 2017.

（池袋 真，白土なほ子，関沢明彦）

24

泌尿器科の視点 ―セクシュアルヘルス―

POINT

- セクシュアルヘルスのあり方は千差万別であり，ひとりの人間の人生のなかでも変化し得る．
- 海外などで性別適合手術を受けた患者で合併症のフォローアップが行われない例があり，専門科に加えてかかりつけ医の協力を仰げることが患者の利益になる．
- 性機能障害をはじめとした性の話題について，かかりつけ医にも安心して相談できることが，患者のセクシュアルヘルス向上に役立つ．

I　セクシュアルヘルスの多様性

『性の健康とは，セクシュアリティに関する，身体的，情緒的，精神的，社会的に良好な状態（ウェルビーイング）にあることであり，単に疾患，機能不全または虚弱でないというばかりではない（後略）』[1)]．これはWHOによる性の健康，すなわちセクシュアルヘルスの定義である．重要なのは，情緒的，精神的，社会的など，多面的な要素でセクシュアルヘルスが構成されている点である．

目の前の患者にとってのセクシュアルヘルスを叶える手伝いをしたいと思ったとき，患者自身がステレオタイプとの違いに困惑し，悩んでいるかもしれない．ある調査では生涯で男性と性的関係をもった経験があるレズビアン女性が70％いたという報告もあり[2)]，長い人生のなかで性行為をもつ対象が流動的であることも実はなんらおかしいことではない．

時には，手術という治療法が本人にとってのセクシュアルヘルスを実現する手段になることがある．性別適合手術の概要と合併症について，泌尿器科医の視点から説明する．

II　手術で叶えるセクシュアルヘルス

性別適合手術は悪性腫瘍切除術のような生命予後の改善が見込めるものでも，尿漏れに対する手術のような機能障害の改善が見込めるものでもない．しかしながら，きちんと適応を判断したうえでステップを踏み行えば，術後の満足度は非常に高く，QOLの向上に大いに寄与する[3)]．

ただし，国内で性別適合手術（sex reassignment surgery：SRS，gender-affirming surgery：

GASともいう）を行える施設には限りがあるため，多くの患者が遠方の病院や海外で手術を受けている．とくに海外での術後においては海外施設と国内の医療機関との連携が取れていない場合が多く，腟ダイレーションなどの指導や合併症のフォローアップが行われず，早期治療介入の機会を逸する例が後を絶たない．国内でのフォローアップは形成外科，泌尿器科，婦人科が担当することになるが，かかりつけ医の協力も仰げることが望ましい．GID学会のホームページにGID認定医と認定施設が掲載されているので，SRS後の合併症対応にどうしても苦慮した場合には認定施設への紹介も可能である．ただし，最近では医学雑誌などでもSRSについての論文をよくみかけるようになったため，GID治療に直接関係しない診療科医も基礎知識として一読しておかれることをお勧めする．

1 FtMに対するSRS

子宮卵巣摘出術と同時もしくは二期的に，陰核陰茎（ミニペニス）形成術や尿道延長術を行う．患者の希望があれば，尿道延長術後の陰茎形成術も検討される．陰核陰茎形成術，尿道延長術のいずれでも男性的な外観の取得と立位排尿は可能であり，挿入を伴う性行為への希望と，手術の侵襲および合併症との兼ね合いで術式選択がなされる．

▶▶▶具体的術式

子宮卵巣摘出術：子宮体がんなどに対して行う単純子宮全摘術＋両側付属器切除術と手技的には同様のものであり，合併症のリスクについてもシスジェンダー女性より高いわけではない[4)]．術式は腹腔鏡下，腟式，開腹があるが，世界トランスジェンダー健康専門協会（World Professional Association for Transgender Health：WPATH）はより低侵襲の腹腔鏡下手術を推奨している[5)]．2021年8月現在，子宮卵巣摘出のみで性別変更が認められるのが一般的である．

陰核陰茎（ミニペニス）形成術：長期の男性ホルモン投与により肥大化した陰核（クリトリス）を使用して，男性様の外陰部形成を行う．陰茎形成術に比べて手術時間が短く，術後の尿道狭窄や尿道瘻といった合併症の発生頻度も少ない[4)]．立位排尿が可能となり，性感も保存されるが，陰茎長は短く挿入を伴う性交渉には適さない．

尿道延長術：陰茎形成術を前提として行われる．尿道口を腹側に数cm移動させることにより，二期的に行う陰茎形成術に有利となる．延長する尿道面に，腟上壁から挙上した腟弁を反転して利用する．腟弁採取部は縫縮するため，腟腔は非常に狭くなり，腟口はピンホールとなる．そのため腟閉鎖は行われない[6)]．

陰茎形成術：陰茎長や太さといった外観がよりシスジェンダー男性の陰茎に近く，挿入を伴う性交渉も可能となる．遊離前腕皮弁や，前外側大腿有茎皮弁の利用が一般的である[7)]．皮弁の知覚神経と陰核背神経を吻合することで，術後約半年で触覚のみならず，性的知覚を獲得できる．海外ではプロテーゼ挿入により，陰茎強度の補強を行うことがある．

▶▶▶ミニペニス形成術，陰茎形成術の主な合併症

尿道皮膚瘻：最も高頻度にみられる合併症で，主に新生尿道の吻合部に瘻孔が生じ，異所性の尿の漏出で気づかれる．術後比較的早期にみられ，尿道皮膚瘻単独であれば66％で

自然治癒が望めるが，瘻孔が大きい場合や，複数あるもの，また3ヵ月以上経過しても自然治癒しないものについては修復術が必要となる可能性が高い[7)].

尿道狭窄：術後数ヵ月してから，尿勢低下や残尿感などの下部尿路症状を呈することで気づかれる．好発部位は吻合部41％，振子部尿道24％，尿道口15％となっているが[8)]，とくに尿道口は皮弁の栄養血管から遠く，皮弁壊死による狭窄のリスクがある[7)]．盲目的なブジーやカテーテル挿入は危険であり，診断は軟性膀胱鏡を用いて行う．通常の尿道狭窄の治療である内尿道切開では再狭窄の確率が高く[7)]，一時的な外瘻形成術を行い，二期的に外瘻閉鎖を行うのが安全である．

人工物感染：患者の希望により陰茎プロテーゼや精巣様のシリコンボールが挿入されることがあるが，感染，位置異常のリスクがあり，修正術や摘出術が必要となることが多い[7)].

2 MtFに対するSRS

陰茎切断術，両側精巣摘出術に加えて，女性様の外陰部形成術を行う外陰部女性化術が基本手術である．患者が膣腔形成術（造膣術）も希望する場合には，直腸と前立腺の間に陰嚢やS状結腸を用いて膣腔を形成する．2021年8月現在，外観近似のための外陰部女性化は性別変更の要件となっているが，膣腔形成は必須ではない．

▶▶▶具体的術式

外陰部形成術：陰茎包皮の一部を連続させた亀頭部分から，扇状に海綿体を切り出し，陰茎背神経・血管を付けて剥離する．陰核様に形成した亀頭を，残存させた陰茎海綿体断端に固定し，付着させた陰茎包皮で陰核包皮を形成する[6)]．陰茎包皮では他に小陰唇を作成し，陰嚢包皮で大陰唇を作成，女性らしい外観の陰部を形成する．

膣腔形成術：膣への挿入を伴う性行為を希望する患者に行う．陰茎皮膚皮弁（および陰嚢皮膚移植）や，S状結腸を用いた膣腔形成術が一般的である．海外では陰茎皮膚翻転法がよく用いられるが，陰茎が大きくない日本人には適さず，国内では腸管造膣術のメリットが大きい[6)]．また，骨盤腹膜を用いて陰茎弁由来の膣腔を裏打ち補強する方法が用いられることもある[9)]．性機能面での満足度は高く，陰茎皮膚翻転法術後患者の多くでオルガスムが得られている[9)].

▶▶▶膣腔形成術の主な合併症

直腸膣瘻：膣からの排便排ガスの訴えで疑い，膣鏡や直腸診により診断する．人工肛門造設のうえ，瘻孔修復術が検討される．術中の直腸損傷は1～5％で起こり[4)]，術後直腸膣瘻のハイリスクである．

膣脱：術後半年ほどで出現するが，陰茎皮膚翻転法で0～3％，腸管法で8％[4)]と比較的まれである．骨盤臓器脱に対する手術療法である仙骨膣固定術を応用し，治療に成功した報告がある[10)].

膣腔内肉芽：陰茎皮膚翻転法では膣腔内の肉芽形成が起こることがあり，ダイレーション時の出血や疼痛の原因となったり，狭窄を引き起こすこともある．硝酸銀溶液の塗布により治療する[4)].

腟腔狭窄：発生率は4.2～15％[4]程度であり，術後に定期的な腟ダイレーションが行えない場合に発症する．ダイレーションがうまくいかない原因として，手技自体の痛み，モチベーションの維持困難などがあり，骨盤底機能障害に伴う骨盤底筋の弛緩不全の関与も示唆されている．一度狭窄した腟では拡張のために再手術を行うことがあるが，より合併症の発生率は上昇する．

尿道腟瘻：腟からの尿の流出で気づかれる．0.8～3.9％[4]で起こるが，発生部位により瘻孔を含めた尿道切除や，皮弁を用いた尿道再建が検討される．

腟腔内での発毛：皮弁造腟術でみられ，分泌物増加，性交時不快感，悪臭を伴う．そのため皮弁に使用する部分を，術前に半年から1年間ほどかけてレーザー脱毛する

Ⅲ かかりつけ医にも知っておいてほしいセクシュアルヘルスについて

あらゆるセクシュアリティの人にいえることだが，性に関する悩みをもった際，そこから泌尿器科などの専門医を受診するのにかなりの時間を要することがある．性機能障害を主訴として受診することへの抵抗感や，何科を受診すればよいのかわからないといった声も聞かれる．もしも身近な存在であるかかりつけ医が，他の身体の不調同様，性の話題についても安心して相談できる相手となれば，患者のセクシュアルヘルスの向上に大いに役立つだろう．ここでは，さまざまな科の先生方に知っておいていただきたい，性機能障害に関する知識をご紹介する．

性機能障害といえば，勃起障害（erectile dysfunction：ED，性行為を行うのに十分な程度に勃たないか，勃っても継続しないこと）をイメージされるかもしれないが，射精障害（勃起はするが射精に至らない）や，女性にもみられるオルガスム障害など多岐にわたる概念である．実は，内科などで一般的に処方される薬剤が性機能障害の原因と疑われる例がある．具体的には，高血圧治療薬のなかではカルシウム拮抗薬，β遮断薬，利尿薬はEDのリスクが認められるため，可能であればリスク報告のないα遮断薬，ACE阻害薬や，むしろ保護的に働くARBへの変更がガイドライン[11]上では提案されている．また，抗うつ薬，抗精神病薬ともEDの副作用の報告が多いが，休薬，切り替えにて改善したというエビデンスはなく，シルデナフィルクエン酸塩（バイアグラ®）などのPDE5阻害薬の併用が提案されている．前立腺肥大症による排尿障害の治療薬であるデュタステリド（アボルブ®）によるEDや，セロトニン再取り込み阻害薬によるオルガスム障害・射精障害をはじめとした性機能障害については，不可逆的となる可能性も指摘されている．副作用としてのEDが内服アドヒアランス低下に大きく影響するという報告もあり[12]，薬剤選択や副作用説明時の参考としていただきたい．

おわりに

性のあり方は多様で，性行為の形一つとっても千差万別である．必ずしも腟や肛門にペ

ニスを挿入する必要はなく，射精を伴わないからといって不完全ではない．医療者個人の価値観や経験から，気づかぬうちに典型的な性のあり方を規定し，あまつさえそれから外れる行為に“変態行為”などとレッテル貼りをしてしまってはいないだろうか．診察する側に偏見がないか内省を重ねつつ，患者にとってのよりよいセクシュアルヘルスのあり方を探す旅のお供を是非して差し上げてほしい．

謝　辞

本稿執筆に当たり，岡山大学病院ジェンダーセンター教授 難波祐三郎先生，聖隷浜松病院リプロダクションセンター長兼総合性治療科部長 今井 伸先生には，数々のご助言をいただきました．この場を借りて厚く御礼申し上げます．

参考文献

1) World Association for Sexual Health：Declaration of Sexual Rights（性の権利宣言），2014. https://worldsexualhealth.net/resources/declaration-of-sexual-rights/ 上記URLよりダウンロード可能.

2) Diamant AL, Schuster MA, McGuigan K, et al：Lesbians' sexual history with men：implications for taking a sexual history. Arch Intern Med, 159（22）：2730-2736, 1999.

3) Bustos VP, Bustos SS, Mascaro A, et al：Regret after Gender-affirmation Surgery：A Systematic Review and Meta-analysis of Prevalence. Plast Reconstr Surg Glob Open, 9（3）：e3477, 2021.

4) Nikolavsky D, Blakely SA：Urological Care for the Transgender Patient. A Comprehensive Guide. Springer, Berlin, 2021.

5) World Professinal Association for Transgender Health：Standards of Care for the Health of Transsexual, Transgender, and Gender Nonconforming People. 7th Version, 2012. https://www.wpath.org/publications/soc 上記URLより日本語版のダウンロードも可能.

6) 難波祐三郎：身体的治療：性別適合手術. 医学のあゆみ, 256（4）, 299-303, 2016.

7) Jun MS, Crane CN, Santucci RA：What urologists need to know about female-to-male genital confirmation surgery（phalloplasty and metoidioplasty）：techniques, complications, and how to deal with them. Minerva urol Nefrol, 72（1）：38-48, 2019.

8) Lumen N, Monstrey S, Goessaert AS, et al：Urethroplasty for strictures after phallic reconstruction：a single-institution experience. Eur Urol, 60（1）：150-158, 2011.

9) Drinane J, Santucci R：What urologists need to know about male to female genital confirmation surgery（vaginoplasty）：techniques, complications and how to deal with them. Minerva Urol Nefrol, 72（2）：162-172, 2020.

10) Neron M, Ferron G, Vieille P, et al：Treatment of neovaginal prolapse：case report and systematic review of the literature. Int Urogynecol J, 28（1）：41-47, 2017.

11) 日本性機能学会／日本泌尿器科学会（編）：ED診療ガイドライン 第3版. リッチ・ヒルメディカル, 東京, 2018.

12) Manolis A, Doumas M, Ferri C, et al：Erectile dysfunction and adherence to antihypertensive therapy：Focus on β-blockers. Eur J Intern Med, 81：1-6, 2020.

（土岐紗理）

第 7 章

支援・啓発・教育

25

医学教育 —医学生，看護学生，すべての医療を学ぶ学生にLGBTQについて教える—

POINT

- LGBTQについての学修は医療系学生にとって必修である．
- LGBTQを学ぶことは「多様なニーズに対応できる」医療従事者になるための第一歩である．
- 何を学ぶか，どのように学ぶか，教える人も学ぶ人も一緒に考えていく必要がある．

はじめに

医療系の学生に性の多様性・LGBTQを教えるということについて考えるとともに，われわれが医学科で実施している授業を紹介する．

I 医療系の学生はLGBTQについて学ぶ必要があるか

医療や福祉にかかわるすべての人が多様な性のあり方を受容し，LGBTQの人たちに必要なケアが提供できるように，医療系の学生はLGBTQについて学ぶ必要がある．医学教育モデル・コア・カリキュラムは医学生が必ず学ぶべき内容を明示したもので，2001年3月に第1版が公表された後，数回の改訂を経て現在は2016年版[1]が使われている（図25-1）．2016年版は「多様なニーズに対応できる医師の養成」を目指して改訂され，この版で始めてLGBTQ関連の項目が独立し，C医学一般「人の行動と心理」のなかに「ジェンダーの形成並びに性的指向及び性自認への配慮方法を説明できる」と記載されている．

日本の医学部はこの項目を教えているだろうか．山崎らは[2]2018年，日本の医科大学80校の医学教育にかかわる教員を対象に，LGBTQ関連授業の実施状況について郵送質問紙調査を実施した．その結果回答があった37校（回答率46％）中，LGBTQについての授業を実施している大学は22校のみであった．実施していない理由（複数回答）として多かったのは，担当できる教員がいない（8校，27.5％），LGBTQに関する大学の方針がない（6校，20.7％），具体的に何をすればいいかわからない（4校，13.8％）であった．看護教育に関する同様の調査結果はないが，医学部と同様，卒前教育のなかで学ぶ機会は少ないと報告されている[3]．

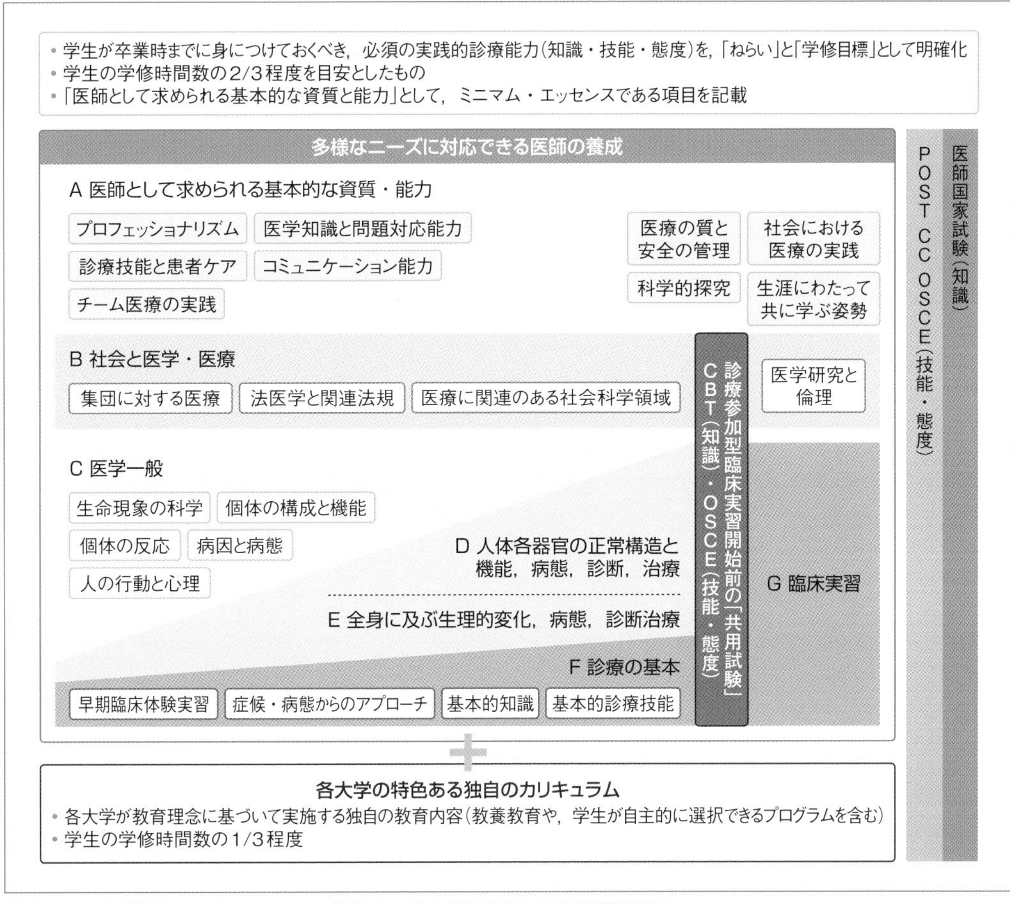

図25-1　医学教育モデル・コア・カリキュラム(2016年度改訂版)概要
CC：clinical clerkship
OSCE：objective structured clinical examination

II 東京医科大学医学科での取り組み

東京医科大学医学科は2014年にカリキュラムを改変し，分野や学年をまたぐ横断的領域として「医療プロフェッショナリズム」を導入した．2021年度の2年生と4年生の講義スケジュールを**表25-1**に示す．ジェンダーやLGBTQだけでなく，年齢，人種，国籍，宗教，障害の有無や，見た目の違いなど幅広い多様性・ダイバーシティについて学ぶため，学外の講師も積極的に招聘している．LGBTQに関連する内容は2年と4年の2学年に組み込まれ，基本的な知識から医療にかかわる問題まで，学年に合わせた学習ができるように工夫している．

表25-1　東京医科大学医学科　医療プロフェッショナリズムの授業計画

a 医学科2年生　医療プロフェッショナリズムⅠ

講義日	時　限	講義タイトル	目　標	担　当
2021/9/7	4	プロフェッショナリズムとは何か(総論)	プロフェッショナリズムとは何かを説明できる.	東京医大 医師
2021/9/7	5	プロフェッショナルに必要なネットリテラシー	ICT時代の情報発信ルールを知り，適切な行動について討論できる.	東京医大 医師
2021/9/21	1	ジェンダー平等について考えあう	基本的人権としてのジェンダー平等について説明できる.	S大学 教員
2021/9/21	2	死を前にした人にあなたは何ができますか	プロフェッションとしての医師というキャリアを自覚し，重要な点を説明できる.	クリニック 医師
2021/9/28	1	映画を観て考える医師の能力と役割	高齢者への医療と介護，医療過疎地域，医行為と医師免許	東京医大 医師
2021/9/28	2	グローバル化とダイバーシティにおけるプロフェッショナリズム	グローバル化をプロフェッショナリズムの視点で説明することができる.	東京医大 医師
2021/10/5	1	自分のキャリアについて考える	キャリアについて学び，自分が働く上で大事にしたい価値観を見つけることができる.	東京医大 医師, 職員
2021/10/5	2	保健・医療・福祉の協働による地域貢献	事例を通じて保健・医療・福祉の協働による地域貢献の実際を知り，重要な点を説明できる.	東京医大 看護学科教員
2021/10/12	1・2	多様性ダイバーシティに対応できる医療	性差，性的マイノリティーの存在を知り，共感的態度がとれる. LGBT・SOGIについて概説できる.	NPO法人代表, 東京医大 医師
2021/10/19	1・2	患者の語りから学ぶ	患者の経験を知り，共感的態度がとれる. 患者への接し方，対応の仕方について説明できる.	東京医大 医師, 看護学科教員
2021/11/2	1	知っていますか？「見た目問題」	「見た目」の重要性を知り，共感的態度がとれる. 見た目問題について概説できる.	NPO法人代表
2021/11/2	2	医療プロフェッショナリズムⅠまとめ	プロフェッショナリズムについて振り返る. プロフェッショナリズムに沿った行動をとることが出来る. アンプロフェッショナルについて説明できる.	東京医大 医師

b 医学科4年生　医療プロフェッショナリズムⅢ

講義日	時　限	講義タイトル	目　標	担　当
2021/4/9	3	患者の死に立ちあう	個体の死，死後の処置および死後の家族ケアを説明することができる.	東京医大 教員 (看護師)
2021/4/9	4	ジェンダー平等について考えあう	社会におけるジェンダー平等について意識し，自分の意見を述べることができる.	Y大学 教員
2021/4/16	3・4	ダイバーシティーに対応できる医療	性同一障害に関わる医療の現状を概説できる.	東京医大 医師, N大学 医師
2021/4/23	3・4	自分のキャリアについて考える	ストレスマネジメントとキャリアの理論をもとに，自己理解を深める. 自らのキャリアについて考えることができる.	東京医大 医師, 職員
2021/4/30	3	病気の子供になぜ教育が必要なのか	病気の子供になぜ教育が必要なのか説明できる. 医師以外の専門家の支援の重要性について説明できる.	S大学 教員
2021/4/30	4	医療の法体系と保険診療	保険診療の実施における法体系を理解し順守する重要性を説明できる.	東京医大 医師
2021/5/14	3	臨床診断のロジック	プライマリ・ケアにおける情報収集と臨床推論で陥りやすい誤りについて説明できる.	S病院 医師
2021/5/14	4	チーム医療を成功させるために	プロフェッショナルとしての「チームメンバーの心得」を説明できる.	医療ジャーナリスト

Ⅲ LGBTQについての授業の内容

1 2年生対象「多様性に対応できる医療」

最初に4つの性（性的指向，性自認，生物学的性，性表現）について，動画を使いながら説明した．性分化疾患についてはイギリスBBC制作ドキュメンタリー「Me, My Sex & I 性分化疾患を持つ人々の物語」（字幕付き）[4]を見てもらっている．次に，NPO法人SHIP（LGBTQの支援団体）の代表（星野慎二氏）がLGBTQについて当事者の動画（SHIPが作成）を挟みながら説明した（2020，21年度はオンデマンドで実施）．

2 4年生対象「多様性〈ダイバーシティ〉に対応できる医療を考える」

名古屋大学医学部附属病院泌尿器科医師であり，NPO法人TTSファミリー（心の性と身体の性のギャップに悩む人たちの支援団体）代表である松尾かずな先生が，性同一性障害と医療について講義した（2020，21年度はオンデマンドで実施）．

さらに実際に病院でLGBTQの患者と出会った経験，トランスジェンダー女性が主役の映画（「彼らが本気で編むときは，」2017年），アメリカ医科大学協会（Association of American Medical College：AAMC）の動画[5]を紹介した．

Ⅳ 学生の反応

本学で授業を始める前からY大学医学部1年生に「性の多様性」90分授業を実施しており，2014年授業の感想を分析し報告した[6]．氏名を記入し，出席確認と兼用であるため，本音ではないかもしれないが，複数の学生がLGBTQについて誤った知識をもっていたり，偏見をもっていたりしたことに気づいたと述べ，LGBTQを理解するための知識が必要と述べていた．

今回紹介した2021年4月の授業では「医学生はLGBTQや性の多様性について学ぶべきといわれているが，どのように学ぶのが望ましいか．授業の方法や時期，内容について提案して下さい」という課題を出した．109人の記載の解析を紹介する．

1 望ましい学習の時期

70人が低学年（1・2年）で学ぶべきと記載し，そのうち14人は入学後早期に学ぶべきと記載していた．14人が実習開始前，6人が実習中の学修を提案し，58人は複数回の学修を，18人は1～6年まで各学年で学修するとよいと記載していた．

2 学修の内容

56人がLGBTQ当事者の授業参加を提案していた．具体的には「日常生活における悩みや体験を話してもらう」，「グループワークに参加してもらって意見交換する」などの記載があった．当事者の参加は難しいだろうと，インターネットの動画や映画の利用や，当事者ではなくLGBTQの支援者や対応している医療者の参加を提案する学生もいた.

3 学修の方法

正しい知識を得るための講義や当事者から話を聞く，に加え，グループワーク，医療面接などのロールプレイをするなど複数の学生がアクティブラーニングを提案していた.

多くの学生はLGBTQを学修する必要性や意義を感じ，能動的な学修を希望していた.授業の形態を工夫し，より効果的な学修を考えていきたい.

V 今後の課題

LGBTQについての教育が充実していると誰もが思うアメリカでも，LGBTQについての学修を医学教育の正規のカリキュラムに組み込むには複数の障壁があるとAAMCは述べている[5)]. 教える人がいない，教える内容がわからない，と放置せず，できることから始める必要がある.「担当できる教員がいない」と嘆かず，この本を読んでいるあなたが授業をしてみてはどうだろう.学生たちが提案してくれたように，話してくれる当事者を探したり，映画を利用したりして，まずやってみよう.本項最後の参考資料に利用しやすい資源を列挙した.また，巻末付録でLGBTQに関連した書籍や団体を紹介しているので参照いただきたい(p.176).最後に，学生にもLGBTQの人たちがいることを忘れず，LGBTQの授業がLGBTQの学生に過剰な負担をかけないよう配慮してほしい.

医学教育学教員（原田）からのメッセージ

アメリカ・ヨーロッパの内科4学会が共同で作成した「米欧合同医師憲章」には「患者の福利優先の原則」，「患者の自律性（autonomy）に関する原則」，「社会正義（social justice，公正性）の原則」の3つが示されている[7)]. 特定の患者に対して偏見をもっていると，その患者の福利を優先することができず「患者の福利優先の原則」を実現することができない.医療の現場ではどのような患者に対しても偏見をもつことは許されない[8)]. さらに「社会正義の原則」では，「医師は，人種，性別，社会経済状態，民族，宗教，その他の社会的カテゴリーに基づく医療上の差別を排除するために，積極的に活動せねばならない」とされている.ダイバーシティ教育，LGBTQの人たちに対する偏見を解消するための教育の重要性は大きい.

参考文献

1) 文部科学省：医学教育モデル・コア・カリキュラム. 2016.
https://www.mext.go.jp/component/b_menu/shingi/toushin/__icsFiles/afieldfile/2017/06/28/1383961_01.pdf

2) Yamazaki Y, Aoki A, Otaki J：Prevalence and curriculum of sexual and gender minority education in Japanese medical school and future direction. Med Educ Online, 25 (1)：1710895, 2020.

3) 浅沼智也：性的マイノリティの存在を意識した看護教育を望む. 看護教育, 58 (3)：190-195, 2017.

4) 日本性分化疾患患者家族会 ネクスDSDジャパン：nexdsd JAPAN.
https://www.nexdsd.com/dsd

5) Association American Medical College：Integrating LGBT and DSD Content into Medical School Curricula.
https://www.aamc.org/what-we-do/diversity-inclusion/lgbt-health-resources/videos/curricula-integration

6) 青木昭子, 榊原秀也, 長嶋洋治, 他：性的マイノリティについての講義を受けて医学科1年生が学んだこと：感想カードを用いた質的研究. 医学教育, 45：357-362, 2014.

7) American College of Physicians 日本支部：米欧合同医師憲章邦訳.
http://www.acpjapan.org/before/jpnchap/chart3.html

8) 康　純, 米田 博：委員会報告：プロフェッショナリズム教育方略 連載第5回. 性的違和に対する偏見を解消するプロフェッショナリズム教育. 医学教育, 50 (6)：577-580, 2019.

参考資料

- 法務省：人権啓発ビデオ「あなたがあなたらしく生きるために　性的マイノリティと人権」. 2015.
https://www.youtube.com/watch?v=G9DhghaAxlo
- 活用の手引き
http://www.moj.go.jp/content/001221566.pdf
- Association American Medical College.
https://www.aamc.org/
SEARCHで「LGBTQ」と検索
- IFMSA-Japan：Standing Committee On Sexual & Reproductive Health and Rights including HIV & AIDS/SCORA (性と生殖・AIDSに関する委員会).
https://ifmsa.jp/scora/

（青木昭子，原田芳巳）

26

職場としての配慮

POINT

- 行政や民間企業で，職場としてのLGBTQ施策が進んでいる．
- 医師がLGBTQについて理解し前向きなメッセージを出していくことは，患者のためになり，医療スタッフの働きやすさにもつながる．
- LGBTQは医療分野でさまざまな課題を抱えている．現場での個別対応の他，社会課題の解決のためのエビデンスづくりにも協力してほしい．

認定NPO法人虹色ダイバーシティについて

2013年に大阪で設立されたNPO法人．主にLGBTQの職場の課題に関して，大規模アンケート調査などの調査研究を行い，そのデータを元に，講演や研修を通じた社会教育事業を行っている．大手企業や行政での講演実績が多数ある．調査の結果，LGBTQの心身の健康，医療現場でのカミングアウトに課題があることがわかったため，医療現場での啓発の必要性を訴えている．

I 虹色ダイバーシティ立ち上げの経緯と今後の展望

筆者はレズビアンで学生時代からLGBTQの友人が多く，うつ病や自死はとても身近にあり，2010年には，つながりのあったゲイの友人が自死してしまい大きなショックを受けた．その直後に職場で“ホモネタ”が交わされていて，激怒したことがあった．こういったことが繰り返されるから彼は死ななければいけなかったのではないかと思い，それがいつ自分に起こってもおかしくないと感じて怖くなった．直接的にハラスメントを受けていなくても，職場には居づらいし，がんばっても報われないと感じていた．カミングアウトをできない空気があり，自分の話を率直にできなくて嘘をつかなければいけないストレスもある．また，会社の福利厚生として保養所の案内が届いても，自分とパートナーは使えずアンフェアだと思いすぐ捨てていた．

筆者自身もうつを患ったことがあり，落ち込んでいた時期にレズビアンの友人と話していて，実はうつ状態になったこととレズビアンであることには関係があるのかもしれないと思いついたことが虹色ダイバーシティを立ち上げるきっかけである．海外のデータを調べてみると，イギリスのストーンウォール[1)]によるLGBTQと職場に関するレポートがあり，やはりLGBTQであることと職場での過ごしづらさには関係があることがわかった．日本でも職場での取り組みが必要だと思い，2012年に活動を始め，2013年に虹色ダイバーシティを法人化した．

日系の企業では海外のデータを紹介しても日本の状況を聞かれることが多く，調べたところデータが存在しなかった．それなら自分たちで作ろうと，学術機関と一緒に調査を始めた．データを作りつつ，それを使って企業向けの研修などを行い，今は企業だけではなく，医療現場，教育現場，行政にも広がってきている．

今後もLGBTQの人々が困っている状況をエビデンスとして社会に出していきたい．また，個々の職場や自治体が変わっても，点になってしまうので，今後はそれを面でつなげていくことを意識して活動をしていきたい．たとえば自治体であれば広域で連携してもらい，企業であれば業界ごと，とくに医療業界が団結して進められれば，より多くの人が幸せになれると思う．

さらに社会保障を整備していく必要もあり，医療保険や厚生年金といった，人の生き死ににかかわる部分の社会保障の整備が不十分であり，活動に力を入れていきたい．

II 多様なセクシュアリティの職員が働きやすい環境作り

日本の企業には，海外のgood practiceで日本に取り入れやすいもの，たとえば「アライ[注1]を育てるプログラムを導入する」，「支援・相談体制を整備する」，「福利厚生を整備する」，「差別禁止規定にSOGIを入れる」といったことを紹介している．逆にカミングアウトしているエグゼクティブ（上級管理職）のリストを公表するといったことは，カミングアウトしている人が少ない日本ではまだ難しいことである．

トランスジェンダーは，採用の時点からハードルがある．調査結果からも，直接的ないじめやハラスメントを受けていたり，内定が取り消されたりしている．このような背景がメンタルヘルスの問題や，貧困の問題にもつながっていると考える．

トイレ，更衣室，病床の設計といったファシリティ面からできることもある．トランスジェンダーの職員の更衣室に関しては，基本的には好きなところを選んで使ってもらうようにするとよいだろう．選択肢として個室があるといいが，更衣室でカーテンを引けるようにして，他の人の目を気にしないで着替えられるスペースを設けることでも対応は可能である．

III 医療機関における課題

医療現場において中心的な存在である医師が，差別的なことをいってしまうような状況では，職員がカミングアウトすることは難しいだろう．大手企業では，差別禁止規定や福

注1：アライ（ally）：LGBTQの人々を理解し支援する人（国外ではLGBTQの支援者に限らず，さまざまな支援者を表す言葉として使われている）．

利厚生制度を作ることによる効果が大きいが，病院やクリニックはいわゆる中小企業と構造が似ており，医師（社長）のやり方が変わるだけで全体に影響を及ぼすことが多い．このことからも医師の意識を変えることが重要である．

職場としてだけではなく，患者への対応についてもまだ課題は多くある．積水ハウスと一緒に行った近畿圏を対象にした小規模なアンケート調査[2)]で医療に関する困りごとをたずねた．“カミングアウトできない，したくない”と答えた人は24％，“医療機関・福祉施設で，性の多様性やLGBTQに関して，適切な情報提供がなかった”と答えた人は34％で，“性のあり方に関連して，病院で差別的な対応をされた”という人も8％いた．HIV陽性の患者のなかには受診拒否されたケースもある．トランスジェンダーの患者は受診時にためらうことが多く，それにより健康問題の大きなリスクになる．また，望む性別で扱ってもらえなかった経験をもつ人が多く，健康診断を受けない人もいる．さらに入院を拒否されるケースもある．昨今のコロナ禍では，同性パートナーの面会や手術の同意ができるのだろうかという不安が当事者のなかでは高まっている．このような医療機関での受診拒否や差別的な対応が，将来の受診へのためらいにつながってしまうのである．LGBTQの人々も安心して気軽に受診できるように，医療機関側が体制を見直し，きちんと声をあげていくことが必要である．

またレズビアンの方も含めて望む人に必要な不妊治療を提供してほしい．制度が整っていないなかで，妊娠・出産は年齢的に待てないことからアンダーグラウンドで非常にリスクが高いこと（素性のわからない精子提供者とインターネットで連絡を取り合って提供を受けるなど）も行われている現状がある．LGBTQに限らず，不妊の方にとっては，精子バンクのきちんとした制度化も必要である．

トランスジェンダーの方に関してはさらに切実だ．日本では，戸籍上の性別変更する際には，生殖機能を失わないといけないという要件がある．しかし，2014年に出版されたWHOなどの国連機関による「強制・強要された，または非自発的な断種の根絶を求める共同声明[3)]」では，強制的な不妊手術を求める法律は人権侵害であると述べられており，法改正が必要だ．日本ではすでに1万人が性別変更をしたと報告されているが，そのなかには手術療法を求めていなかったものの性別変更のために不妊手術を受けざるをえなかった人もいると考えられ，人権侵害が今まさに起きているといえる．

そして，日本の病院で手術が受けられない場合は，タイなど海外への医療ツーリズムで手術をする人が数多くいる．術後の処置の指示が言葉の問題できちんと伝わらず，診療記録（カルテ）の日本の病院への引き継ぎもなく，二次的な健康被害が起きているケースもある．表面化しにくいが，たとえば手術の後遺症で尿漏れになっているといったことを，医療関係者にもいえない人がいる．また，ホルモン療法を提供している医療機関の数も少なく，医療につながるのも大変な状況である．

こういったことに対し，医療ができることはたくさんある．まず，医師自身が自分の態度を見直していく必要があるだろう．医師の専門教育でジェンダーやLGBTQのことを必修で学ぶようにしていただきたい．医師はエビデンスを重視するが，日本では調査されていないことがたくさんあり，医療従事者の方にはエビデンスづくりにもご協力をお願いしたい．

職場に関して評価をするPRIDE指標というものがあるが，海外ではLGBTQが使いやすいヘルスケア機関を採点するような取り組みとしてHealthcare Equality Index[4]がある．日本の病院でもトライしてみてもいいのではないだろうか．

Ⅳ 医療者へのメッセージ

これまでの調査でLGBTQの人々が人口に占める割合は3～8％程度だという，その事実に日々向き合ってほしい．診療中に1日に1人はLGBTQの人に出会っていてもおかしくない．接している患者がLGBTQの人かもしれないと考えていれば，自ずと態度は変わるだろう．不用意に「奥さん」とか「旦那さん」とかいってしまっていないか，家族・本人の状況をヒアリングする際，性別や関係性を決めつけるようなことをいっていないか，というような日頃の言動にアンテナを立てていただきたい．LGBTQの人も当たり前にいるものだと思い，自分の病院を見回し，自身の言動も見直す，そこから始めていただければと思う．LGBTQの人は，医療機関に受診したくても，受診を避けてしまうことがあるが，LGBTQの人々にとって受診しやすい病院であれば，それはスタッフにとっても，地域社会にとっても，とても幸せなことである．

また，医師は組織において中心的な役割であり，ぜひとも職場の心理的安全性を高め，新入職のスタッフでも気軽に話せるような雰囲気や場所を意識してもらえれば，職員のセクシュアリティに関しても話しやすくなるのではないかと思う．このようにLGBTQの施策を行うと，職場の心理的安全性が上がるというメリットがある．社会的に抑圧されがちな少数派の声を聞くという姿勢をみせることは，誰であっても自分の意見をいっていいのだというメッセージにもつながる．LGBTQの施策を行っている職場はLGBTQ以外の人も心理的安全性が高いというのが，われわれの調査結果であり，それは，「個」を大事にするという姿勢そのものだと思う．

※本項は2021年4月に実施したインタビュー（質問者：吉田絵理子）をもとに作成しました．

参考文献

1) Stonewall：Stonewall research.
https://www.stonewall.org.uk/get-involved/stonewall-research

2) 認定NPO法人 虹色ダイバーシティ：近畿圏LGBT施策推進プロジェクト アンケート調査の分析結果. 2020.
https://nijibridge.jp/wp-content/uploads/2020/11/kinki-lgbt2020_report.pdf

3) OHCHR, UN Women, UNAIDS, UNDP, UNFPA, UNICEF, WHO：Eliminating forced, coercive and otherwise involuntary sterilization —An interagency statement. 2014.

4) Human Rights Campaign：Healthcare Equality Index.
https://www.hrc.org/resources/healthcare-equality-index
LGBTQの患者，面会者，従業員の公平性とインクルージョンに関する方針と実践を評価するベンチマーキング．

（村木真紀）

27

包括的性教育の実践

POINT

- わが国において適切な性教育の実践は重要な課題である.
- 包括的性教育は生殖や性的行動・性感染症に関連した賢明な選択・対応ができるのみならず，自身と他者の尊厳を重んじ，他者とともに生き，喜びを共有できるような人間関係を築く能力の涵養を柱とした教育である.
- 医療と教育が連携することで，セクシュアリティに悩む思春期の生徒が生きやすい社会を実現できる可能性がある.

I 日本の性教育の変遷

わが国における性教育の歴史[1, 2]を概観すると，戦後から国が主導してきた風俗対策・治安対策の一環としての(女子に対する)「純潔教育」に遡る．以降も子どもたちに性の知識を与えると，性に奔放になってしまうため「寝た子を起こすな」という考えから，性教育に対してはわが国では抑制的であった．それでも1970年代以降は性科学を主軸とする科学的な性教育への転換や，1980年代以降の性感染症の拡大の影響も受けて性教育は推し進められ，ついに「性教育元年」と呼ばれる1992年には，学習指導要領改訂により小学校5・6年生の教科書に性に関する記述が記載され，性教育ブームが生じた．しかし2000年代に入り七生養護学校事件(2003年)[注1), 2)]に代表されるような性教育バッシングが生じ，全国的に性教育の実践が萎縮させられた．この事件は結果的に2013年の最高裁判決にて教職員側の勝訴が確定したが，このようにわが国の性教育は抑圧とブームとのジグザグを歩んできた．そのようななか，SOGIに関連したいじめや自殺への対策が重視されるようになり，自殺総合対策大綱(2005年策定)の5年目・10年目の見直しを経てLGBTQに対する教職員の理解促進や適切な教育相談の実施が求められたり，2015年に文部科学省が「性同一性障害に係る児童生徒に対するきめ細かな対応の実施等について」の通達を出したりと，教育の現場でも性の多様性に関する関心が高まっている[3]．以下，包括的性教育をキーワードに，医療と教育との連携を考えてみたい.

注1：東京都日野市の都立七尾養護学校(当時)で知的障害をもつ児童に対して行われていた性教育の内容が不適切だとして東京都教育委員会や3人の都議会議員が当時の校長や教職員に対し厳重注意処分を行った事件．結果，「こころとからだの学習」裁判において都教委の処分が教育への不当介入に当たるとして，都教委および3人の都議は断罪された.

II 包括的性教育

性教育の国際的な指針として2009年に「国際セクシュアリティ教育ガイダンス(初版)[4]」が公表された．ユネスコ(国際連合教育科学文化機関)が中心となって開発された手引書であり，性教育の基本的課題と具体的な実践方向を位置づけたものである．さらに科学的根拠の蓄積を踏まえ，キーコンセプトの枠組みとトピックを更新し，知識・態度・スキルの3領域に対応する学習目標を反映させた「改訂版国際セクシュアリティ教育ガイダンス(以下，改訂版ガイダンス)[5]」が2018年に公表された．

改訂版ガイダンス[5]によると，包括的性教育とは，セクシュアリティの認知的・感情的・身体的・社会的側面に関するカリキュラムに基づいた教育と学習のプロセスである．生殖や性的行動，リスクや疾病の予防に関する内容のみならず，互いを尊重することや平等に基づいた愛や人間関係といったポジティブな面も含み，ひいてはジェンダーや権力の不平等や人種，障害，SOGIなど社会的・文化的要因に関連した幅広いトピックを射程に据える．具体的には，改訂版ガイダンスでは，①人間関係，②価値観，人権，文化，セクシュアリティ，③ジェンダーの理解，④暴力と安全確保，⑤健康とウェルビーイング(幸福)のためのスキル，⑥人間のからだと発達，⑦セクシュアリティと性的行動，⑧性と生殖に関する健康の8つのキーコンセプトに対し，4つの年齢グループ(5～8歳，9～12歳，12～15歳，15～18歳以上)ごとに学習目標を設定している．こうしたカリキュラムに基づいた包括的性教育プログラムが「初交年齢の遅延，性交の頻度の減少，性的パートナーの数の減少，リスクの高い行為の減少，コンドームの使用の増加，避妊具の使用の増加」といった結果を導くことが科学的なエビデンスとして示された．一方で，たとえば禁欲のみを促進するプログラムでは初交年齢を遅らせたり，性交の頻度を減らしたり性的パートナーの数を減少させたりする効果がないことが明らかになった．いわゆる「寝た子を起こすな」の抑制的性教育ではなく，包括的性教育に基づいた教育の実践が求められる証左である．

III 包括的性教育の実践例

筆者の所属する亀田ファミリークリニック館山では，常勤の理学療法士，作業療法士，言語聴覚士を備え，発達障害や不登校など思春期のケアに積極的に取り組んでいる．学校や行政との連携にも力を入れており，個別事例のカンファレンスはもちろん，「思春期勉強会」と題した月に1回の近隣の学校関係者を交えた勉強会を2010年より始めて10年以上になる．こうした連携もあり，1～2ヵ月に1回ほど近隣の学校(主に中学校，時折小学校や高校)から依頼を受け，「健康教室」と題して医師が出張授業を行っている．依頼されるテーマは喫煙と飲酒，薬物，がんなどさまざまだが，性教育につき依頼される場合には2018年より包括的性教育を意識した内容を提供するようにしている．科学的根拠を意識した教育をなすためである．内容については事前に養護教諭らとすり合わせるようにしている．たとえばある中学2年生を対象とした授業では，教員側からは男女の身体の二次性徴と心の発達，生命の誕生といった教科書的な内容に加えて，SNSで知り合った大人とデートをした生徒がいることや，性別に違和感のある生徒がいて教員側も対応を知りたいというニーズが聞かれた．メディアリテラシーとコミュニケーションスキルや，性の多様性については改訂版ガイダンス[5]にも記載があり重要な内容であることを教員とも共有した．

現場では，特定のクラスを対象とするのではなく，調整可能な限り学年全体をまとめて対象とし，男女別で分けずに合同で授業をする[6]ようにしている．学年のなかの特定の集団のみに性の多様性の授業をすることで，「このなかに当事者がいるかもしれない」といった詮索がなされるのを避ける意味もある[7]．気分が優れなかったり体調が悪かったりすれば授業の途中でも抜けてよいと冒頭で説明している．また，事前事後に無記名でクイズやアンケートを記載してもらい，理解度や教育効果の評価をするのも有用である．

教育コンテンツとしては，LINEみらい財団のメディアリテラシーとコミュニケーションスキルに関する教材[8]や，認定NPO法人ReBitの性の多様性に関する教材[9]も参考になる．当院では図27-1のようなスライドをキースライドとし，「健康教室」を担当する医師に共有している．当院は研修施設でもあるため，性教育の講師を担当する医師は固定ではなく各回で異なり，初期研修医や専攻医を含む3～4名で編成される．そのため，事前に医

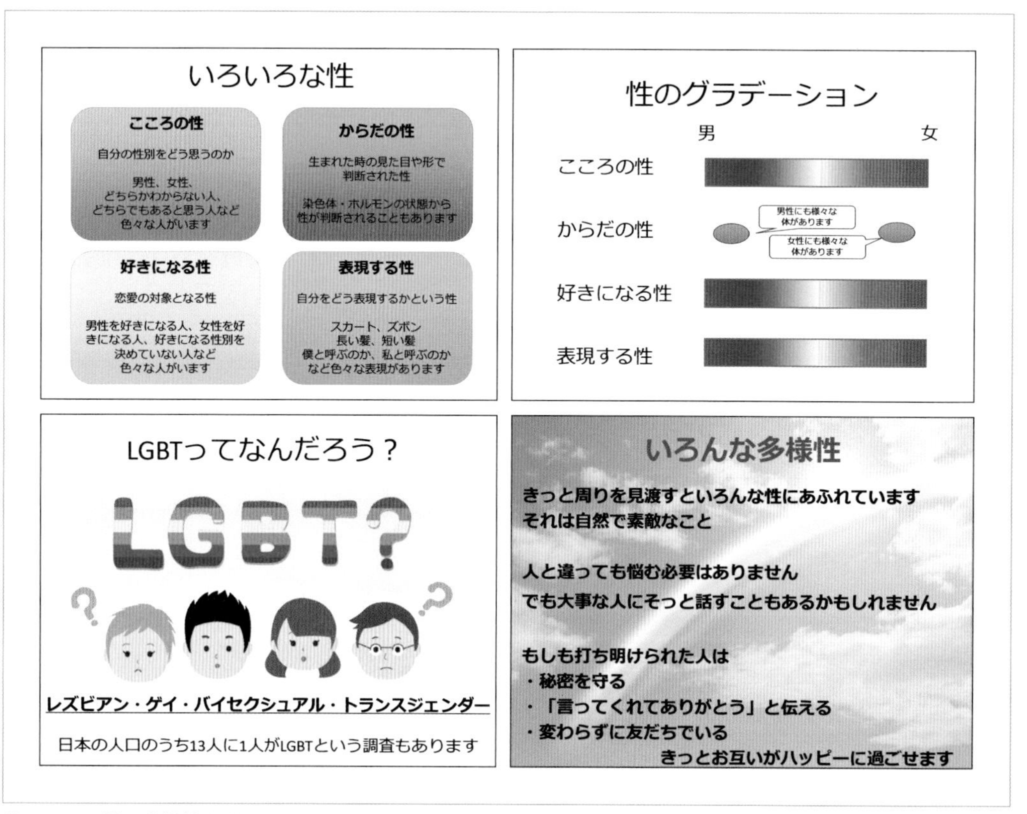

図27-1　性の多様性を説明するためのスライドの例

師が性の多様性につき学ぶ機会も設けている．中学生にもわかりやすい言葉で身体的性別・性自認・性的指向・性表現や，カミングアウト，アウティング防止に関する知識を提供している．また，授業の最後には何か相談したいことがあればクリニックに来てほしいというメッセージを毎回出している．

Ⅳ 活動を経て

長らく連携してきた土壌もあってか，包括的性教育に対する教員からの評判は非常によい．幸い生徒からも好評であり，なかには自由記載のアンケートで「自分の本当の性がわからないときがあるから，知りたいです」，「心が女の子っぽいとは思えないのですがどうすればよいですか」など思いを打ち明けてくれる生徒もいた．実際，当院でもこの1～2年でSOGIに関連した思春期からの相談が増えた印象がある．無論これは包括的性教育の実践のみならず，院内での職員研修や，医療機関をLGBTQフレンドリーなものとする活動の蓄積が相まってのものと思われる．性別違和を例にとれば，ある調査[10]ではトランスジェンダー当事者が性別違和感を自覚し始めた時期は，小学校入学以前で56.6％，中学生までで89.6％（n＝1,167）であり，29.4％（n＝1,158）が不登校を，58.6％（n＝1,154）が自殺念慮を経験したとされている．一方で適切な教育を受け，相談できる大人が近くにいることで救われる子どもたちもいる．包括的性教育は子どものためだけのものではない．すべての子どもたちが健やかに学び成長するために，一人でも多くの大人が包括的性教育を真剣に学び，支援に携わってくださることを切に願う．

参考文献

1) 水野哲夫：学校における性教育は今．小児科診療，82（12）：1731-1735，2019．

2) 浅井春夫：包括的性教育：人権，性の多様性，ジェンダー平等を柱に 初版．大月書店，東京，84-94，130-149，2020．

3) 日高庸晴：LGBTQの健康課題の現状と今後の課題．公衆衛生，84（12）：794-800，2020．

4) ユネスコ（編），浅井春夫，艮 香織，田代美江子，他（訳）：国際セクシュアリティ教育ガイダンス ―教育・福祉・医療・保健現場で活かすために 初版．明石書店，東京，2017．

5) ユネスコ（編），浅井春夫，艮 香織，田代美江子，他（訳）：国際セクシュアリティ教育ガイダンス【改訂版】―科学的根拠に基づいたアプローチ 初版．明石書店，東京，28-39，59-71，2020．
https://unesdoc.unesco.org
オープンアクセスで内容が閲覧できる．

6) 齋藤益子：わが国の性教育の現状と課題．日本性教育協会，87：1-8，2018．

7) 中川 駿監督：映画 カランコエの花．2016．
本映画はこのテーマを扱った作品である．

8) LINEみらい財団：情報モラル教育教材．
https://line-mirai.org/ja/download/#b

9) ReBit：中学校向けLGBT教材．
https://rebitlgbt.org/project/kyozai/chugakko

10) 中塚幹也：学校保健における性同一性障害 ―学校と医療の連携．日本医事新報，4521：60-64，2010．

（金久保祐介）

28

法律家の視点 ―人権・アドボカシー―

POINT

- 法律家の理解促進により，LGBTQ当事者の権利擁護にとって法律相談を含む司法へのアクセスの安全性を確保する．
- 個々の事件だけでなく，電話相談活動，研修・講演，自治体との勉強会，人権擁護のための弁護士会からの提言，政策形成訴訟などさまざまな活動を各地域で展開させる．
- 法律上の同性カップルの法律婚制度が立法されないという差別課題への取り組みや活動．

はじめに

LGBTQに関する著名な判例といえば，府中青年の家事件判決(東京高裁平成9年9月16日)がほぼ唯一という状況が長く続いた．東京都による施設利用の差別的取扱が公権力の行使として違法であると判断がなされた事件である．

しかし，近年，同性カップル間の不貞慰謝料請求を認める判決[注1]，同性婚制度がないことを憲法違反と指摘する札幌地裁違憲判決[注2]など，毎年刮目すべき判決が生まれている．

これらは法律家による地道なアドボカシー活動の積み重ねによるものである．

弁護士は，個々の紛争トラブルに対する法的助言や事件受任にとどまらず，勉強会や研修，所属弁護士会でのLGBTQ支援活動，社会に向けた政策提言，政策形成訴訟，LGBTQ当事者団体とのつながり，地方自治体との連携，海外団体との交流や連携，教育研究など，さまざまな形で支援を行う．地方都市に住む筆者個人も縁がありそのすべての形を体験することになった．本項ではその一部を紹介したい．

I　LGBT支援法律家ネットワーク

1 ネットワークの開始と果たした役割

2007年，LGBT支援法律家ネットワークが立ち上がり，弁護士，司法書士，行政書士，社会保険労務士，大学研究者らがメーリングリストを通じて緩やかにつながるようになっ

注1：国外で同性婚手続を執っていた同性カップル間での不貞慰謝料請求を認容した宇都宮地裁真岡支部令和元年9月18日判決は「内縁関係(事実婚)と同一視できる生活関係にあり，法的保護に値する利益が認められる」と認め，控訴審では東京高裁令和2年3月4日判決で「婚姻に準ずる関係」と認定し一審判決を維持，令和3年3月に最高裁にて確定した．
注2：結婚の自由をすべての人に北海道訴訟，札幌地方裁判所令和3年3月17日判決(現在控訴中)．

た．そのなかでプロジェクトごとに有志が集まり，勉強会や提言，出版といった各活動が進められた[1]．筆者も設立時から参加している．

共通する問題意識は，「法律家は，LGBTQ当事者が安心して法的助言を求められる環境を提供できているのか」である．相談を受ける法律家自身が，差別や偏見を口にしてはいないか，相談当事者のセクシュアリティを決めつけていないか，間違った理解をもとに話をしていないか．同ネットワークはまずは知識を共有し，自己研鑽を積む場となった．

また，LGBTQに理解のある法律家を紹介することも行われた．とりわけ地方に住む当事者にとって法律相談における安全確保は重要である．差別偏見のある対応は権利行使の意欲をそがれ，また，相談者の心身症状の発生や悪化の引き金になりかねない．相談希望者の同意のもと，対応可能な法律家を探してつないでいる．

一般的な法律相談もあるが，LGBTQ理解が必須となる手続や法的紛争にかかわる相談もある．たとえば，性同一性障害特例法に基づく性別の取扱変更審判や名の変更審判の法律相談，アウティング被害対応，性差別が原因となる労働問題，同性カップル間の婚姻契約書作成，LGBTQの児童に対する虐待案件，同性間DVなど多岐にわたる．公正証書遺言や任意後見契約書作成などで公証人（退職した裁判官や検察官など）から差別的対応を受けたくないので同行してほしいとの相談もあった．このような法律相談類型には，一定の専門知識が必要であるとの観点から，弁護士の研鑽およびLGBTQ当事者への法律知識の提供を目的とした実務本の出版プロジェクトも行われた[2]．

同ネットワークの弁護士有志で，性同一性障害者を原告とする「法律上も父になりたい」訴訟の弁護団活動も行われた（筆者は参加せず）．この事件は，トランス男性が，性別の取扱変更審判を経た後に女性と婚姻をした後，生殖補助医療を受けて誕生した子どもの出生届を提出したところ，自治体から遺伝的つながりがないからと父親欄に記載されなかったことが争われた．民法772条1項の「妻が婚姻中に懐胎した子は，夫の子と推定する」との嫡出推定規定はトランス男性にも適用されるべきかが争点となり，最高裁第三小法廷平成25（2013）年12月11日決定で逆転勝訴となった．この事件を機に，多くの弁護士たちの関心がLGBTQ支援に向くようになった．

2 弁護士会活動

相談希望者にとって弁護士の当たり外れがない法律サービスの提供を行うことが業界にとっても重要なゴールの1つである．弁護士会としての取り組みにも活動を広げていった．

まず，東京弁護士会の両性の平等委員会において，2012年3月にシンポジウム[3]，同年10月の山下敏雅弁護士（LGBT支援法律家ネットワーク所属）による弁護士会内研修が開催された．その後，LGBT電話相談事業，意見提言，弁護士会職員の就業規則や福利厚生を同性カップルにも適用できるようにする見直しがなされた．また，男女二元論ではなく性の多様性を前提にするために委員会の名称を「性の平等委員会」に変更するなどの取組が進んだ．電話相談はいまでは，東京の他に，大阪，札幌，福岡の各弁護士会でも行われている．

日本弁護士連合会(日弁連)では，各地の弁護士に研修のための弁護士を派遣する事業を始めた．これを利用して，筆者が所属する山口県弁護士会でも2016年に一部会員向けに会内研修を行い，年1回のLGBT電話相談活動を開始した．また，これ以降，同会では2020年に日高庸晴宝塚大学教授と金子法子医師(針間産婦人科院長)とのシンポジウムを開催し，県内自治体職員や議員にも参加していただいた．2021年にも全会員対象の研修を実施，また，同会「両性の平等委員会」(男女共同参画にかかわる会務を担当)の名称を性の多様性を前提とする「性の平等委員会」に変更した．さらには，札幌地裁違憲判決を受けて，同性婚制度や同性パートナーシップの実施を要請する会長声明を発信するなど，地域でのアクションを継続的に実施している．

II 「LGBT元年」と「同性婚人権救済弁護団」

2015年は日本の「LGBT元年」との呼称がつけられるほど，LGBTQ支援の広がりのマイルストーンとなる出来事が多発した．

4月に東京都渋谷区で同性パートナーシップを自治体が公的に認証する条例[4)]の施行，電通ダイバーシティ・ラボから「LGBT調査2015」によってLGBTの人口比率や市場規模が発表され，一定の人口規模のあるマイノリティであるとの認識が進んだ．6月26日にはアメリカの連邦最高裁判決によってすべての州の同性婚制度が合法化され，ニュースが大きく報道された．

渋谷区の条例策定の際には，憲法24条で「両性の合意」とある以上同性婚制度が認められず，ひいては同性パートナーシップも認められるべきではないとの論が反対意見側から出された．

そこで，まず，同ネットワークでは憲法学者の木村草太 東京都立大学准教授の講演会を企画し，憲法24条が同性婚制度を禁止していないとの見解を述べていただいた．そして，法曹三者の一翼を担う日弁連から同性婚制度がないことが憲法違反として人権侵害にあたるとの意見表明をしてもらうため，同団体の「人権救済制度」を利用したアクションを行った(同性婚人権救済申立弁護団)．400人以上のLGBTQ当事者が申立人として全国から参加し，最終的には2019年に日弁連から同性婚制度がないことは憲法違反との意見書が発出された．

III 結婚の自由をすべての人に訴訟 ―同性婚の法制化を求めて―

2019年2月14日，札幌・東京・名古屋・大阪の4地裁に同性婚の法制化がなされていない現在の民法と戸籍法は憲法違反であるとして，国家賠償請求訴訟の提訴をした．同年9月には福岡でも提訴が行われた(九州訴訟)．筆者も九州訴訟の代理人として活動している．原稿作成時点(2021年8月)において原告数は36人，参加弁護士数は75人と大規模な集団訴訟となった.

「配偶者」に対して法律が付与するさまざまな権利の束は，ひるがえって同性カップルに対しては，法律上の家族として認めないことの不利益としてはねかえり，さらに事実上の不利益をも派生して発生させる.

たとえば，医療機関で誰を患者の家族として扱うべきかについて，法律では定められていない. しかし，家族として認められず，病状説明や面会，看取りの立会，医療同意から外される同性パートナーはいまもなお多い[5]. 2021年1月も同訴訟の東京原告の1人である佐藤郁夫さんが亡くなる際，医療機関は佐藤さんの同性パートナーを家族として扱わなかった.

2021年3月17日の札幌地方裁判所で言い渡された判決[*2]では，憲法14条の法の下の平等に反するとの判断が示された. これを受けて，各地の弁護士会からは次々と法改正を求める意見が発信されている.

同性婚法制化の問題は，裁判所から違憲判断が示されても結局は国会での法改正が必要である.「一般社団法人Marriage For All Japan―結婚の自由をすべての人に」(現在は公益社団法人)[6]という団体を設立し，訴訟代理人の弁護士の一部，当事者団体，PRの専門家，別の弁護士団体LLANや各士業のプロボノ活動などの力を集めながらロビイングや啓発活動を実施している.

また，2015年に渋谷区で始まった同性パートナーシップ制度を各自治体で実施することを要請するアクションもサポートしている. 法的効果がないながらも，同性カップルを家族として公的に認証するこの制度は，医療機関などでの社会生活の現場をサポートする機能が期待され，全国各地の自治体に広がり，2021年9月1日時点で114自治体，実施自治体の全国人口の占める率は約40%となった. この社会の変化は法律婚制度を必要とする当事者の実態を可視化する重要なファクトとなる. 各地で制度を求めるアクションに弁護士がかかわり，筆者も山口県での啓発などの活動を担う団体「レインボー山口」のメンバーとしてかかわっている.

Ⅳ 今後について

LGBTQ支援は，2015年以後大きく様変わりし，日々進化している. 今日述べたことは来年の今頃にはもっと変化しているはずである. LGBTQについての知識がない人，誤った知識がある人，あえて偏った見方を発信する人. LGBTQ支援をするなかで，さまざまなハードルを発見する. しかし，人権問題は本来政党を超えた活動により救済がなされるべきである. これまで黙殺されてきたといっても過言ではないLGBTQ支援をより充実させていくためには，今後は専門家の枠を超えた連携がより一層重要となり，医療分野との連携は必須である.

参考文献

1) 山下敏雅(著)：6 LGBT支援法律家ネットワーク．弁護士っておもしろい！．石田武臣，寺町東子(編著)，日本評論社，東京，93-107，2017.

2) LGBT支援法律家ネットワーク出版プロジェクトチーム(編著)：セクシュアル・マイノリティ Q&A．弘文堂，東京，2016.
なお，大阪弁護士会人権擁護委員会性的指向と性自認に関するプロジェクトチーム「LGBTsの法律問題Q&A」LABO，2016も，ネットワークとは別であるが競うように刊行された.

3) 東京弁護士会：レズビアン・ゲイ・バイセクシュアル・トランスジェンダー『セクシュアル・マイノリティ』はTVの中だけか？カテゴライズされた『男』と『女』．2012.

4) 渋谷区：渋谷区男女平等及び多様性を尊重する社会を推進する条例．2021.

5) 三部倫子：「LGBTの患者対応についての看護部長アンケート」報告書．2020.

6) 公益社団法人Marriage For All Japan.
https://www.marriageforall.jp/

(鈴木朋絵)

第 8 章

団体紹介

29

当事者支援の実践
―家族へのケア・家族への配慮―

POINT

- 性別違和の幼少児を育てる親は，周りから批判的にみられる傾向があり，子どもを連れた生活の場で肩身の狭い思いをしている．
- 親は世代，成育環境，地域差によりLGBTQへの許容度が異なるので，医療側は個人差を心得て対応する必要がある．
- LGBTQの基礎知識をもった医療従事者は，LGBTQの患者と家族にとって必須であり，医療ソーシャルワーカーあるいは自助団体との連携があれば心強い．

I NPO法人LGBTの家族と友人をつなぐ会とは

LGBTの家族と友人をつなぐ会(以下，つなぐ会)は，性的少数者である子どものカミングアウトを受けた親達の出会いにより発足した市民団体である．十数年前の日本において，LGBTQについての情報は皆無で，強いていえば色物であり，差別と偏見にまみれていた．そのため，親達自身，子どものカミングアウトにうろたえ，誰に相談したらよいかもわからない四面楚歌の状況であった．いたたまれない思いの親同士が語り合う居場所として，LGBTQへの差別や偏見をなくしあらゆる人々の多様性を認め合えるようにとの願いを社会に伝えていく拠点として，2006年にNPO法人「LGBTの家族と友人をつなぐ会」を立ち上げた．

その後，地道に活動を続けながら全国に広がり，現在は神戸，東京，福岡，名古屋の各地域で家族や当事者，支援者の交流会，勉強会が開かれ，多くの方々が集まり語り合っている．

つなぐ会に訪れるLGBTQの人々は，カミングアウトをどうするか，カミングアウトをされた親はどう思うのかとたずねる．それに対して，親達は個々の体験を語り，そのときに感じた疑問をぶつける．それに彼らが答えるという応酬のなかで，自分の親(片や子ども)には聞けない心の内を聴き，自身の親子関係にフィードバックする．こうして子どもの場合は自分のカミングアウトの心づもりをし，親は理解の糧としているようだ．会場に入ってきたときには硬直していた表情が帰るときには柔らぎ眼差しも明るくなっているのは，鬱々とした心が解放されたからだろうし，交流会の度に来る親が徐々に理解を深め変容していくうちに，引きこもっていた子どもが外に出るようになった話も耳にする．ここに，つなぐ会の存在意義を感じる．他にも就職の問題，ジェンダークリニックの選び方，パートナー問題などテーマは多岐に渡る．また，この数年，性別違和の幼少児を抱える親からの相談も増えてきている．

II 医療にかかわる家族の葛藤

子のセクシュアリティにより親の受け止め方は違い，また世代により，親自身の成育歴により，拒否もあれば受容もある．親の思いを一概に断定することはできないが，つなぐ会で語られたエピソードから，主にトランスジェンダー，クエスチョニングを中心にまとめてみた．

1 性別違和の児童を抱える親の戸惑い

早いと2～3歳から戸籍上の性と違う性別を主張し始める子どもに対して，若い世代の母親は柔軟に対応する方が増えてきたようだ．高校や大学での教育や，近年のメディアなどの情報効果によるものと想定される．ただ，子どもの性別違和を受け入れる母親が，対他の家族・親族に「育て方が悪い」と一方的に責められたり，保育園や幼稚園，小学校での対応がそれぞれ異なるため孤軍奮闘するケースも多い．とくに，子どもの主張通りの性別的装いにさせている場合，生活上色々問題が生じ，病院通いには困惑することが多い．

子どもに病気はつきものである．歯科，皮膚科，内科，外科，眼科，耳鼻咽喉科，それぞれ開業医にかかることになるが，保険証記載の性別と見た目が違う子どもを連れていくことになるので不安である．LGBTQに理解ある医者かどうか確かめる情報ツールがほしい．あるいは，受付にレインボーフラッグがあったり，LGBTQの資料が置いてあれば親の不安は軽減される．さらに初診時アンケートにLGBTQ特記事項など記載することができれば，安心して診察に臨めるだろう．願わくば，病院に勤めるすべての関係者にLGBTQのみならず多様性についての知識があれば，親子が偏見の眼差しに晒される危険を避けることができる．不安でいっぱいの親子に，受付の配慮ある対応1つで病院への信頼が増すだろう．

2 トランスジェンダーの受診に際して

トランスジェンダーの人々は病院が苦手だ．保険証提示は自身の性別不合を否応もなく突きつけられる．それでも身体に何らかの異変が生じれば受診せざるを得ない．健康診断しかり．病院の大小，都会・地方にかかわらず，医療従事者には，LGBTQの基礎知識はもちろん，トランスジェンダーの千差万別のあり様，たとえば，性自認が戸籍の性とは違うため，二次性徴抑制療法・ホルモン療法や性別適合手術を必要とする人もいれば，Xジェンダーの性自認(両性・中性・無性・流動性)のため，外科的施術を必要としない人，あるいはホルモン療法のみ行う人もいる．さらに戸籍変更している人もいれば，していない人もいて，見た目で判断できないケースも多々あることを心得，画一的な対応は避けてほしい．個々に丁寧に向きあい，配慮ある対応をお願いしたい．

さて，ホルモン投与をしているトランスジェンダーに何らかの病状が出た場合，親は何を思うか．セクシュアリティと何ら関係のない病気だったとしても，ホルモン投与との因果関係が気になる．治療のためにホルモン投与は中止してほしいと思うかもしれない．片や子は，病気治療中もホルモン投与を願うだろう．治療に際して，親と子の感情の捻じれが生じないように，医師の助言とともに専門知識のある心理ケアスタッフがフォローしてくれると心強い．

また，親も子も個人情報の流出に不安を感じている．受付での呼び出し，診察室での会話，カルテ記載など注意深く対処して，アウティングが起こらないように留意してほしい．

3 Wマイノリティ（発達障害，精神疾患 ＋ LGBTQ）の困惑

Wマイノリティの場合，児童であれ成人であれ，親の思いは複雑である．性別違和は障害故なのか，同時発症なのか，精神疾患の場合は，本人がセクシュアリティを隠していることが多いので原因がわかりにくいなど，親自身が不明な点が多く混乱状態に陥っている．そこに新たに別の病気が加わると，本人は勿論，親も絶望的になる．それぞれの問題を切り分けて考え対応していくために，分野別に外部の社会的資源を活用するなり，病院にそのような連携チームがあれば心強い．医療スタッフも交えて家族の交流会がもてれば視野が広がり問題解決の糸口も見つかり，親の動揺は鎮まるのではなかろうか．

4 入院時，パートナーと親との軋轢

パートナー問題はセクシュアルマイノリティにとって切実な問題である．それは，彼らが自分のセクシュアリティを親に打ち明けられない，あるいは家族が受け入れないことから生じている．病院で家族とパートナーが対立する場面が多い．本来，患者の治療優先に考えて患者本人の意思を尊重すべきだが，法整備が整っていないためか，現状はなかなか難しい．子どものセクシュアリティを認められない親は同性のパートナーの存在など論外，産み育てた親の優位を主張する．この親族とパートナーとの感情的対立に対して，仲介者を置いて話し合えないものか．医者と医療ソーシャルワーカーにLGBTQの知識が十分にあることが最低限必要である．両者のわだかまりを解きほぐして，患者が治療に専念できるようにしていただきたい．

5 情報弱者の親たち

セクシュアリティに悩む若者は，インターネットを駆使してさまざまな情報を入手しているが，親は何も知らない．とくに中高年以降の親は男女二元論の価値観で育てられ生きてきたから，性別を疑う余地もない．LGBTQとは，常識を逸脱するセクシュアリティに他ならず，これを理解，受け止めるのは至難の業だ．

仮に，母子手帳にLGBTQについて記載されていれば，妊娠中から自覚をもてただろう．乳幼児健診にLGBTQのミニ講習でもあれば，知識もついただろう．多様な性についての

ポスターが保育・教育機関や保健所，病院に掲示され，子どもが小さいときから親子でみていれば，性の違和感を訴えられたとしても，動揺は薄かったのではなかろうか．子ども自身，思春期を過ぎ自身のセクシュアリティに確信がもてたら，心のあり様に応じてスタンスを決めることもでき，親も戸惑いをもたずに受け入れられたと思う．

ところが現実はLGBTQに対する理解が乏しい．セクシュアリティで悩む子どもは思春期に暴走しがちだ．性別変更して進学したい，就職したい，と心が急く．早く！ との思いから，Webでホルモン剤を入手，投与する若者が後を絶たない．焦るがあまり投与量を増やし変調をきたす子ども，その異変に慌てた親がつなぐ会に相談に来る．この状況を変えられないだろうか．

親も子も誰にもいえず独りで悩む．気軽に相談できる場，学びの場があればどれだけ楽なことか．かかりつけの小児科や産婦人科で相談できればよいのだが．最終的にはジェンダークリニックで受診するにしても，間口を広げることも重要かと思う．

苦闘するLGBTQの人々，彼らを理解できない親も受容したい親も，いまだ不寛容な社会の荒波のなかでもがいている．このあり様を変えていくには，社会全体にLGBTQの認知が広がっていくことが重要だ．法整備，教育体制を変えていくと同時に，国内の医療がLGBTQに対して配慮ある態勢になるよう願っている．

（三輪美和子）

30

当事者支援の実践
―複合的マイノリティの視点―

POINT

- マイノリティ性が重複すると複合的マイノリティとなり，社会生活におけるさまざまな場面で生きづらさを感じ，健康を害するリスクが高まる．
- 複合的マイノリティは存在が認識されにくく支援につながりにくいため，適切な知識のうえでケアにあたる必要がある．
- 医療の場で傷つき体験を重ねることがないよう，医療者自身が自らの価値観を振り返り，どのような人であっても安心して受診できるよう組織的な取り組みをして欲しい．

I 団体紹介

カラフル@はーと（からふるあっとはーと）は，LGBTQなどの性的マイノリティかつ精神疾患・発達障害などがある複合的マイノリティのピアサポートグループである．団体名は多様性を表す「カラフル」とメンタルヘルスを表す「はーと」を組み合わせている．当団体は民間の任意団体で，ダブルマイノリティ当事者有志により，2016年春から活動している．

II マイノリティとは

マイノリティとは社会的少数者・少数派のことで，対義語はマジョリティ（多数者・多数派）である．マイノリティという言葉には，単に数が相対的に少ないということだけでなく，抑圧・差別の対象になりやすいことや，マジョリティを前提とした社会において制度や文化の恩恵を受けられず相対的に被害や損失を被りやすいことが含まれている．また，社会における力関係も反映されるため，たとえば男性優位な社会構造の国において女性はマイノリティとなる場合がある．マイノリティ性は人種，国籍，宗教，言語，ジェンダー，セクシュアリティ，心身の疾患・障害，経済状況といった多岐にわたる領域で生じ得る．

III ダブルマイノリティ・複合的マイノリティとは

ダブルマイノリティとは，マイノリティ性が2つある人や集団を指す言葉である．2つ以上のマイノリティ性がある人を複合的マイノリティと呼ぶこともある．複合的マイノリティは，さまざまな場面でいずれかのアイデンティティを開示しづらいことがあり，安心できる社会的居場所をもちにくいとされる．

抑圧・差別が複合的にのしかかると当事者はますます孤立し，貧困状態に陥りやすくなる，別の疾患や障害が重なりやすくなるなど，生きづらさがさらに重積しやすい．また，カミングアウトにハードルがあることで，医療従事者などはその存在を認識することが難しくなる．適切な支援が遠のくことや，支援方法の検討がなされないことも往々にしてあり，医療・福祉・行政のセーフティネットをすり抜けてしまいやすい．

Ⅳ 活動目的

当団体の活動目的は2つに大別される．ひとつは複合的マイノリティの居場所作りである．もうひとつは，複合的マイノリティが安心して暮らせる社会を実現するための社会に対する啓発である．後者には，複合的マイノリティであっても利用しやすい医療・福祉の充実を図るための活動も含まれている．

Ⅴ 活動内容

1 ピアサポート

ピアサポート活動の主軸は交流会「カラフルミーティング」である．ミーティングでは複合的マイノリティが集い，悩み相談，体験の共有，情報交換，友人関係の構築などができる．そして何より，自分と似たような状況の存在に触れることで自身が「一人ぼっちの存在」ではないと感じることができ，明日からの生活への前向きな気持ちにつながる．

ミーティングはセクシュアリティや障害別に実施している．自分と近い属性の人と交流できる会と，さまざまな人が参加するミックスの会があるため，希望に応じてミーティングを使い分けることができる．一月当たり4回程度のミーティングを開催し，心理的安全性を確保するためグラウンドルールを設定している．

近年は新たな取り組みとして，英語話者の会や心理プログラム「メタ認知トレーニング」を開催し，活動の幅を広げている．聴覚障害のある複合的マイノリティのためにスタッフが手話を覚える，速記を学ぶなど研鑽を積んでいる．

2 教育・啓発活動

医療・福祉専門職を対象にしたイベント・学習会として「LGBTQのメンタルヘルス」など，多岐にわたるテーマで開催している．専門性の高い医師や他の支援団体の協力も得ながら情報発信を続けている．

大学や自治体で講演活動も行い，LGBTQブームといわれるなかで，光が当たりにくい存在である複合的マイノリティに対する問題意識を高める活動を続けている．

Ⅵ 事例紹介（個人が特定されないよう複合事例化）

1 事例① 40代 クエスチョニング パニック障害

女性として出生．控えめな性格で目立つタイプではなかった．学生時代に同級生の女性に恋心をもったことがあり，自分は何者だろうと考えたが答えは出なかった．30歳で男性と結婚し子どもを授かるが，数年前に離婚し現在は子どもと二人暮らし．離婚の原因である，セックスレスと元夫の家庭内暴力によってパニック発作を起こすようになり，パニック障害の診断を受ける．通院先の待合室で当団体のチラシを偶然みかけ，自分がLGBTQに該当するかわからなかったが参加してみようと思い，ミーティングに初参加．生まれて初めて自分以外のLGBTQと話し，自分と同じくアイデンティティがはっきりしない人が他にもいることがわかり，無理に自分をカテゴライズしなくてもよいと思えた．時間をかけて自分と向き合いたいと思い，その後も予定が合えば参加している．

2 事例② 20代 トランス女性（MtF）発達障害（ASD，ADHD）

幼少期から身体に対する違和感があった．授業に集中できず歩き回り，成績は悪かった．赤色のランドセルを欲しがる，女児用の服を着たがることがあったが，両親は「馬鹿をいうな」と叱っていた．中学校では不登校になりリストカットが始まる．心配した両親が連れて行った心療内科でうつ状態の診断，さらに発達障害専門医を紹介され，自閉症スペクトラム障害（ASD）と注意欠如・多動性障害（ADHD）の特徴があると判明．本人の性別違和を心理士に伝えた際に初めてトランスジェンダーという言葉を知ったが，「発達障害のせいかもしれない」といわれ，十分に理解されていないと感じていた．中学卒業後はひきこもり，アルバイトに挑戦したがミスの多さや指示理解が難しく長続きしない．20歳頃，社会復帰したいと思いデイケアへ通い出すが「トランスジェンダーを雇った話は聞いたことがない」とスタッフにいわれたショックで通所できなくなる．LGBTQ対象の電話相談を通じて，当団体を紹介され参加．性別違和や発達障害に起因する苦しさを語った．「自分のめちゃくちゃな話を受け止めてくれる人がいて嬉しかった」といい，毎月参加するようになった．

3 事例③ 30代 ゲイ男性 双極性障害

地方都市出身の男性．高校生の頃セクシュアリティを自覚．「男は嫁をもらって跡継ぎを作ってこそ一人前」という古い価値観が強い地元では，セクシュアリティを開示できないと感じ，大学進学時に上京．都会ではゲイの友人や恋人ができたが，家族とは徐々に疎遠になる．就職後は残業続きで数日眠れず，上司に暴言を吐いたことで退職となり精神科を初診．双極性障害Ⅱ型の診断を受け，薬物療法を開始．躁状態の性行為でコンドームを使用しなかったことを不安に思い，検査を受けた結果HIV感染が判明．休養期間を経て，障害者手帳を取得し就労移行支援事業所に通所．パートナーが欲しいが，精神疾患，HIVキャリア，未就労を負い目に感じ自分から離れてしまう．相談できる友人はいるが，複合的な悩みをすべて開示することは難しい．主治医や就労移行支援事業所の職員に病気の話はできるが「セクシュアリティはあなたのプライベートだから」と根本的な悩みは聞いてもらえない．SNSで当団体を知り恐る恐る参加し，複合的な悩みをもつ人が他にもいるとわかった．

Ⅶ 医療従事者に求めること

第一に正しい知識の獲得と，誤った知識・イメージの修正が重要である．「自分は差別をするような人間ではない」と思っていても，フォビア（嫌悪感情，恐怖感情）はその人の人格とは関係なく誤った情報や社会的規範に触れることで形成される．そのため，異性愛やシスジェンダーが前提とされやすい社会の中で，自身の価値観がどのように影響を受けているか意識的な振り返りが必要になる．

第二に，複合的マイノリティは非常に厳しい社会環境で生活していることを重視する必要がある．患者とのかかわりにおいてセクシュアリティやジェンダーに関するさまざまな問題が語られる場合があるが，偏見や差別に満ちた社会の側に立つのではなく，その人のあるがままの姿を受容し，尊重する姿勢を示してほしい．複合的マイノリティのなかには受診のハードルが高く，やっとの思いで来院する人も少なくない．そのなかで医療従事者からの差別を経験すると，受診自体が傷つき体験となり，安心して利用できる医療機関を求めて転院せざるを得ない人もいる．社会の中で周縁化されやすいマイノリティを対象にするとき，医療機関が安心・安全な場として機能するよう十二分に配慮する必要がある．

おわりに

どのようなアイデンティティの人であっても，安心して利用できる医療体制を整えることが重要である．カミングアウトを受けて対応を変えたり，詮索したりするのではなく，すでに多様な人が存在していることを前提とし，心理的安全性の確保に組織全体で取り組むことが重要である．

（松本武士，武藤安紀）

31

当事者支援の実践
—HIV陽性者への支援—

POINT

- プライマリ・ケアでの診察室で，体調不良の原因を究明するなかで，HIV陽性だと知る患者は多く存在する.
- HIV陽性者は，診察室では標準的な感染予防策で，HIV感染は問題にならないはずなのに，HIV陽性だと排除されるのではと不安に思っている.
- 医療や福祉従事者には，カミングアウトできないLGBTQ当事者が多く存在し，同じようにHIV陽性の医療者もいる.

はじめに

ぷれいす東京はHIVをテーマに感染不安の電話相談，HIV陽性者のためのグループ・ミーティングの開催，電話/対面の個別相談を行うNPO法人である．活動の詳細はぜひ，webや報告書をご覧いただきたい[1)]．われわれは研究活動も行っており，厚生労働省科学研究費を獲得し，5年に1度「HIV陽性者の生活と社会参加に関する調査」[2)]を実施している．今回は，全国8つの主要な治療拠点病院の医療者の協力，通院患者であるHIV陽性者の参加により実施した直近の第4回調査結果を中心に，医療や福祉に従事する皆様に役立つ情報をお伝えしたい.

本調査は，2019年9月～2020年3月に実施し，A調査：国立国際医療研究センターと全国の各地域エイズ・ブロック（九州ブロックを除く）計8病院，B調査：都内2診療所で，医療者から陽性者に調査紙を手渡し，郵送にて回収した．A調査とB調査を合わせて2,555票配布し，1,543票回収，回収率60.4％だった.

回答者の属性は以下の通り．読みやすさを優先して，％が多い順に筆者が並び替えている.

質問「戸籍上の性別は」（n＝1,537）
- 男 性　95.1％
- 女 性　　4.5％

質問「以下のどれに当てはまるか」（n＝1,527）
- 同性愛者　67.6％
- 異性愛者　13.6％
- バイセクシュアル　13.4％

- 決めたくない 3.1%
- トランスジェンダー 0.5%
- その他 1.7%

質問「あなたの感染経路と思うものは」(複数回答n＝1,543)

- 同性間性的接触 81.8%
- 異性間性的接触 12.1%
- 血液凝固因子製剤 4.7%
- 注射器の共有 2.7%
- 輸 血 1.0%
- 血液凝固因子製剤の2次・3次感染 0.2%
- 不 明 4.3%

男性間での感染が最多であるが，その背景要因を理解するのに参考になるデータがある．アメリカCDCのリスク・スケール[3]では，10,000回の曝露あたりのHIV感染リスクは，輸血：9,250，注射針の共用：63，挿入される側の肛門性交：138，挿入する側の肛門性交：11，挿入される側のペニス/膣性交：11，挿入する側のペニス/膣性交：4となっている．アナルセックスの感染効率の高さがその背景となっている．もちろん，相談のなかで出会う，ゲイ男性のなかにはオーラルセックスで感染したと話す方もときどき存在する．

質問「HIV陽性とわかったときの最初の検査は，次のうちどれでしたか」(n＝1,535)

- 病院(外来) 29.7%
- 病院(入院) 20.8%
- 保健所 20.5%
- 診療所・クリニック 12.1%
- 常設検査施設 6.9%
- 献 血 3.9%
- イベントでの検査 1.6%
- 郵送検査キット 1.6%
- 自己検査キット 0.7%
- 職場の健康診断 0.5%
- 妊娠・出産時の検査 0.3%
- その他 1.4%

HIV検査で陽性と判明するのは，医療の場で行われた検査が一番多い．HIV感染に気づかずに，体調不良で医療機関を受診するなかで診断されることが多くある．その他，術前検査，初期の妊婦検査にも含まれている．こうした，医療機関での感染判明が全体の半分を占めている．つまり，感染症を専門としない診療科での結果通知が，その人の療養生活のスタートになる．専門医療機関への紹介が重要であることはいうまでもないが，医療者側の受け止めがどのようなものかで，HIV陽性者をエンパワーする場合もあれば，不安にもさせるし，医療に対する不信を植えつけることもある．

現在の国内の標準的なHIV陽性者の療養スタイルは，症状がなければ，治療内容は抗HIV薬の服薬と定期的な免疫状態，治療効果や副作用のチェックになる．通院の頻度は，2～3ヵ月に1度：85.9％（1,318/1,535）．服薬回数は，1日1回：91.1％，1日2回：6.6％となっており，全体の98.2％が服薬していた．1日1回の服薬は，2003年調査では2.3％，2013年調査：56.6％と大きく変化している．これは，長時間に有効血中濃度を維持できる薬剤の開発の成果による．

血液中のHIVウイルス量は，検出限界値以下：78.3％，20～200コピー/mL以下：12.3％と90％以上が良好にコントロールされていた．

治療開始前の準備として，陽性判明後，2回の検査数値（4週間隔）で，認定医が身体障害認定の診断書を作成する．1ヵ月の薬剤料が20万円前後であるため，抗HIV薬の服薬は，障害認定のタイミングと合わせて開始することが多い．

質問「HIV以外で，定期的に診察や施術を受けている」（複数回答）（n＝1,543）

- 歯・口腔の病気　22.4％
- うつ・心・精神の病気　11.5％
- 肩こり・腰痛症　8.4％
- 高血圧　7.8％
- 糖尿病　7.3％
- アレルギー疾患　7.2％
- 眼の病気　7.1％
- 皮膚の病気　1.2％
- とくになし　35.8％

HIV関係の医療者以外へのHIV陽性の通知は以下の通り．

「かかりつけ医」がいる（75.4％/n＝1,503），うち54.8％が通知
「歯科医」がいる（80.8％/n＝1,494），うち47.6％が通知
「その他医療者」がいる（45.4％/n＝1,317），うち26.3％が通知
「産業医・保健師」がいる（65.6％/n＝1,481），うち8.8％が通知

質問「差別的な対応や待遇ではないかと感じた経験がありますか」（自由記述からの抜粋）

- 肛門科にて，痔の手術の話になったとき，「HIV患者の手術はできない」といわれた．それ以来，病名は自ら率先していわないようにしている（男性，30代，同性間）
- 過去にデンタルクリニックでHIVであることを告げたところ，しばらく待たされた後，受診できないといわれたことがあります（略）（男性，40代，同性間）
- HIV専門科のある病院での皮膚科の受診時に，全く手を触れずろくに手の湿疹もみずに終了．あからさまにイヤな態度をされた（男性，50代，感染経路の記載なし）
- 医師にHIVに感染していることを職場にバラされた（男性，40代，同性間）
- 拠点病院以外の3次救急規模の病院にインフルエンザで入院したことがあります．血液検査でキャリアであることはわかってしまうだろうと思い，最初の診察で既往歴を聞かれたので，ごく普通のテンションで「HIV キャリアです．薬でコントロールできています」と話したら，担当した医師はサラッと「コントロールできているんですね」程度のリアクションでしたので，

病床数が多い病院であれば，それほど引かれないよと伝えたいです．告知されたときのことはいまも覚えてて，思い出すと精神状態は不安定になります（30代，男性，異性間・同性間）
- HIVの知識ももたずに言葉の暴力をふるわないでほしい．あなたの横にもいるかもしれない，いえるものじゃないからこそ笑って聞き流しているけど，そのときから友人が1人減ったと思ってる（20代，男性，同性間）
- HIVホルダーでも子どもをもつことができるというのを，このアンケートで初めて知りました．そのことが原因でつきあいをちゅうちょしたり，あきらめたこともあったので．もっと早くに（感染時に）知っていたら，人生変わっていたかもしれません（後略）（50代，男性，同性間）
- HIVがわかってから，病院に通うまで，2年程かかってしまったが，いまは薬も毎日飲んで治療しています．前向きになれてよかったです（後略）（20代，男性，同性間）
- （前略）入職時や定期検診にHIVをやれという人が多いが，全く無意味であることを知ってほしい．HIV患者の電子カルテにはしっかりロックをかけるようにしてほしい．病院で働いていたのでカルテをみられ全職員にアウティングされ，エレベーターに乗せてもらえないなどされた（40代，男性，同性間）

質問「勤務先の業種は何ですか」（n＝1,253）
- 回答で一番多かった業種は，医療・福祉　13.2％

医療はHIV陽性者に医学的なケアを提供する大切なリソースであるのと同時に，HIV陽性者の就労の場でもある．そして，医療や福祉の領域が最も大きな働き場なのだ．しかし，医療のHIVへのスティグマは，患者の自己開示を阻み，また，医療者が自発的に検査を受ける行動も阻害していると実感する．われわれが開催する，医療従事者のHIV陽性者たちのミーティング参加者には，HIV感染からかなり時間が経ち，肺炎で自らの感染に気づいたという人が少なからずいる．海外ではガイドラインが存在するが，国内ではHIVや肝炎をもつ医療者の就労ガイドラインは整備されていない．

質問「HIV陽性とわかって以降この数年内の生活で，次のことをしたり感じたりしたことがありますか」

a. HIVが理由で不本意に仕事をやめた	ある：11％	(167/1,520)
b. 知人に会うことのない病院を受診した	ある：18.4％	(279/1,518)
c. 病名を隠すような言い訳を考えた	ある：64.3％	(980/1,523)
d. とくに病気をもっていないかのようにふるまった	ある：72.8％	(1,107/1,520)

抗HIV薬の服薬を開始すると，多くの場合，1～6ヵ月くらいで，血中のウイルスがみつからないレベルになる．この状態が6ヵ月以上続くとコンドームを使わない状態での性行為でもHIV感染はなくなる．これを，U＝U（undetectable＝untransmittable）と呼ぶ．さらに，新たな予防としてのPrEP（曝露前予防内服）という，治療薬を使って予防を行う方法が海外ではかなり普及しているが，国内では現時点では承認されていない．日本では性的に活発なゲイ・バイセクシュアル男性のうち8.5％が利用していて[4]，使用者が急増中である．

PrEPは開始前にHIV陰性であることを確認し，定期的に副作用をモニターする必要がある．薬剤の入手は，国内でメーカー品を自由診療で買うコストが高価なため，インターネットを介してジェネリック薬を購入するゲイ男性が増加している．こうした自己判断によるPrEP使用者服薬者への見守り支援機関が不足している．

おわりに

患者のなかにいるかもしれない，HIV陽性者たちのことを考えていただきたいと思う．U＝Uなので，血液中のウイルス量がきちんと抑えられていれば，医療行為でかかわるなかでは感染しない[5]．男女間であれば，自然妊娠もできるようになってきているくらい医療は進んでいる。日本のHIV陽性者の捕捉率は85.6%という推計値[6]もある．自らの感染に気づき，治療に取り組むHIV陽性者への差別はあってはならない．むしろ，自らの感染に気づかないでいるHIV陽性者にいかに安全に早く陽性だと気づいてもらい，治療へのアクセスを支援できるかが日本の課題なのである．

参考文献

1) ぷれいす東京：2020年度活動報告書.
https://ptokyo.org/wp/wp-content/uploads/2021/06/activitiesreport2020.pdf

2) 若林チヒロ，樽井正義，遠藤知之，他：2019年「HIV陽性者の健康と生活に関する全国調査」. 2020.
http://www.chiiki-shien.jp/image/pdf/R02hokoku/R02hokoku_02.pdf

3) Centers for Disease Control and Prevention：Estimated Per-Act Probability of Acquiring HIV from an Infected Source, by Exposure Act. 2015.
https://www.cdc.gov/hiv/pdf/risk/estimates/cdc-hiv-risk-behaviors.pdf

4) 厚生労働科学研究費補助金（エイズ対策研究事業）：「HIV感染症の曝露前及び曝露後の予防投薬の提供体制の整備に資する研究」. 令和2年度分担研究報告書「研究分担課題名：PrEP（曝露前予防）の情報提供体制の構築に関する研究」研究分担者：生島 嗣.

5) エイズ予防財団：API-Net. UNDETECTABLE = UNTRANSMITTABLE（検出限界以下なら感染しない）公衆衛生とHIVウイルス量抑制. UNAIDS Explainer, 2018.
https://api-net.jfap.or.jp/status/world/pdf/UNAIDS2018.pdf

6) Iwamoto A, Taira R, Yokomaku Y, et al：The HIV care cascade：Japanese perspectives・PLoS One, 12 (3)：e0174360, 2017.

（生島 嗣）

32

当事者支援の実践
—ソーシャルワークの視点から—

POINT

- 周縁化された人々とも連帯して住みよい社会に変えていく.
- LGBTQは, 現状の制度から取りこぼれている. どのようにサポートしていけるのか, 医療者として一緒に変えてほしい.
- エンパワーメントの重要性を知ってほしい. 社会資源を利用するためには, 生きようとする本人の気持ちが必要.

I 連帯して社会を変える

Queer and Women's Resource Center (QWRC) は, 2003年にLGBTQやその周辺にいる人, 女性のための支援センターとして始めた. 2003年当時, LGBTセンターにするかQueerセンターにするか話し合った. 当時の日本ではLGBTQという言葉はあまりきくことはなかった. Queerは, 奇妙な, 風変わりなという意味で, 同性愛などを揶揄して使われていた. アメリカなどでは異性愛が当然のこととする考え方や, 性別は男か女しかないという性別二元論への違和感から「奇妙な」といわれることを開き直りの意味で使い, 自分たちのセクシュアリティを肯定的に捉える言葉として使われるようになっており, 弊団体ではセクシュアリティを肯定に捉え, 社会的に周縁化された人々とも連帯したいという意味も込め, Queerを使用することになった. またWomen'sは, 女性運動との連帯の意味を込めている. いままで女性たちが受けてきた性差別と, LGBTQの人々が抱えている問題はつながっていて, これもまた連携していけるはずだと考えた.

II LGBTQは制度から取りこぼされている

QWRCは主に4つの事業を行っている. ①相談事業, ②研修などの啓発活動, ③交流会, ④他団体のサポートである. さまざまなセクシュアリティの人々がボランティアでスタッフを務めており, 一部のスタッフは対人援助職としてそれぞれ別の相談の現場をもっている. 筆者自身はソーシャルワーカーとして10数年精神科に勤務し, 現在は地域の障がい者の相談員として働いている. また, バイセクシュアルの当事者でもある. LGBTQの課題を考えるとき, ソーシャルワークの視点が役に立つ. LGBTQの課題は個人の資質の問題ではなく，個人と社会の問題が互いに影響し合って，困難さが生み出されている．

LGBTQの人々は学校に通い，スーパーへ行き，医療機関を利用しようとし，他の人々と同じように地域で生活をしている．けれど身近な人とは思われておらず，多くの場面ではいないかのようになっている．人々や制度からその存在を想定されていない．それゆえに制度やさまざまな社会資源を使いにくい，もしくは使えない．セクシュアル・マイノリティの自殺率は高く，学校では同性を好きになることを一人で悩み，恋愛しないことで周りから浮き，性別のことで悩み，暴力を受け，就職について不安を抱え，健康診断や医療機関の受診にも抵抗がある．性自認や見かけの性別と法的な名前が違うことで，医療機関で奇異な目でみられるのではないかと受診しにくい．同性パートナーは，婚姻関係にある異性のパートナーのように病状を聞けないかもしれないし，面会もできないかもしれないという不安がつきまとう．調査によれば，患者の手術の代諾ができる人を親族のみとしている病院は40%を超え，看取りに立ち会える人は親族のみが20%だった[1]．法律上同性であるパートナーは，どんなに長年連れ添っても，相手の性別が違うだけでパートナーの大変なときに寄り添えないかもしれないのだ．婚姻は法律上の同性ではできないため，常に不安定な位置にある．たとえば生命保険の受取人になれることもあれば，なれないこともある．住宅ローンも共同で組めないこともある．遺族年金も自動的に受けられない．体外受精は産婦人科学会などにより婚姻関係か事実婚のみに適応されており，同性間は異性カップルのようには受けられない．婚姻は法律上，同性間ではできない．異性愛，シスジェンダーと同じ権利はない．社会的障壁がある．性は多様であり，LGBTQも個性の1つかもしれないが，個人の問題だけで終わらず，社会側で作り出している問題がある．LGBTQの生活を守るには現行の社会制度を使うだけでは不十分であり，これを変革していく必要がある[2]．このようなLGBTQの状況を変えることが社会全体の責務のように思う．前例がないからダメと決めず，現状の制度から取り残されている人々に何ができるのか，どのように支援していけるのか考え，行動し，医療者としてこのような状況を一緒に変えてほしい．

Ⅲ 医療・福祉職向け冊子の発行

そのような思いから，QWRCでは，2009年1月には冊子「LGBTと医療福祉」を発行した．医療・福祉の場面でLGBTQが何に困っているのか伝えた．2016年には改訂版を発行し，医療者・支援者に2万部届けることができた（冊子の問合せは下記連絡先へ）．また，その間，2013年からは「セクシュアルマイノリティと医療・福祉・教育を考える全国大会」の共催を行っている．この大会は，医療者・福祉従事者・教育者と当事者がお互いを知ることから始め，新たなつながりによって相互作用を生み出し，住みよい社会の形成を目指している．同様の観点から2021年，社会資源を探す取り組みを始めた．当事者や支援者から近くの資源をたずねられても紹介先がほとんどない状態にある．利用しやすい社会資源がどこかにあるのかもしれないが，出会えていない．そのためLGBTQに関心のある社会資源を探し，当事者が利用できるように取り組みを行っている．けれど，これには別の問題もある．それはLGBTQの人々がLGBTQであることを知られるのを恐れているということだ．LGBTQはいないものにされたり，異質なものと思われることで，身近な人に迷惑をかけたり，何か大変なことが起こるのではないかと思う．そういった思いから身近な場所を使いにくい状況もあり，遠方の資源を頼ることもある．それが医療機関だった場合，その場所に行くまでの時間とお金が異性愛者やシスジェンダーの人々よりもかかっていることもある．このような現状を変えるためにQWRCでは，支援機関，医療機関，自治体などに研修を行い，LGBTQの現状を伝え，LGBTQ当事者ではない人々にもこの取り組みに参加してもらえるように活動している．研修で伝えているとくに重要な点は，本人の性別を勝手に決めつけないこと．女性だったらこう思うはずだ，男性だったらこれが幸せだというような思い込みで診察に当たるのではなく，いつも通り丁寧に患者の話を聞いて医療者として最善の医療を提案してほしい．知らないだけで知れば行動してくれる方々がいることを筆者は知っている．そもそも研修に呼んでくれるような機関では，すでにさまざまな人々をサポートしており，連帯していけるテーマがあることが多い．LGBTQ以外のことでも生きにくさなどをテーマに連帯し，住みよい社会にしていけたらと思う．

LGBTQの人々も人であり，社会の構成員である．ソーシャル・インクルージョン[3)]として，LGBTQの人々を孤独や排除から援護し，健康で文化的な生活の実現につなげるようにしていくことが，社会の一員としての役割ではないだろうか．筆者はシスジェンダーではあるが，そのような観点からもトランスジェンダー固有のテーマについても注意深くあり，共に行動したいと思う．

さらにQWRCでは，当事者が社会資源を使えるように「LGBT便利帳」も発行している．しかし情報は伝えるだけでは不十分であり，その情報を自分自身が使ってもいい，自分は生きてもよい存在なのだと，当事者がほんの少しでも思わないことには何も役には立たない．それは一人では難しく，他者からの肯定が必要だ．社会からの肯定，身近な人々からの肯定，そして同じような経験をしてきた人たちの生きている姿が必要だ．エンパワメントと解放が必要なのだ．

Ⅳ エンパワーメントの重要性

QWRCではエンパワメントも重視している．相談事業の他に，交流会も行っており，誰もが自分のセクシュアリティを尊重される場の提供をしている．本人が言わない限り，誰がどのセクシュアリティかを聞かれることはなく，勝手に決めつけられることもなく，ただひとりの人として参加することができる．性別や恋愛の話をする人もいれば，日常のなんとない話をする人もいる．大切なのは，ただそこにあるがままの自分でいてよいということのように思う．日頃，LGBTQは身近にはいない人と思われ，否定的なメッセージを受ける．自分のセクシュアリティを否定されず，その場にいることは生きる希望につながっている．交流会では，10代，20代までのLGBTQかもしれない人の集まりカラフルや，LGBTQなどでメンタルヘルスに課題を抱えた人々の交流会など，テーマ別に行い，集まりやすい場づくりを心掛けている．セクシュアル・マイノリティが子連れでも参加しやすいお茶会をテーマに，子育てに関する話，妊活に関する話やパートナーシップの話などを行う交流会もある．交流会では，仲間同士の支え合い，ピアサポートを重視している．このようなところで情報をえて相互に交換しあうことが，行動に移せる力になる．相談事業でも，当事者支援団体が行っているため，発信が届きやすく，利用もしやすいのだと思われる．

QWRCでは，公開のイベントや支援者の交流会・研修会も行っているので，ぜひご参加いただき，LGBTQを身近に感じてほしい．そこから社会的課題を含んだ医療の課題を紐解くきっかけをともにみつけてほしい．医療者だからできることがある．力を貸して欲しい．

Queer and Women's Resource Center (QWRC)
住所：530-0047　大阪市北区西天満4-5-5マーキス梅田707号室
お問い合わせ先：info@qwrc.org

にじいろ Q LINE相談

ともだち登録はこちら

参考文献

1) 三部倫子：「LGBTの患者対応についての看護部長アンケート」報告書. 科学研究費補助金『研究活動スタート支援』, 課題名「医療機関における家族——性的指向と性自認を軸とする患者・看護師の相互行為, 2019.

2) 日本ソーシャルワーカー連盟：ソーシャルワーク専門職のグローバル定義. 2014.
ソーシャルワーク専門職の中核となる任務には, 社会変革・社会開発・社会的結束の促進, および人々のエンパワメントと解放がある. メルボルンにおける国際ソーシャルワーカー連盟(IFSW)総会および国際ソーシャルワーク学校連盟(IASSW)総会において定義を採択. 日本語定義の作業は社会福祉専門職団体協議会と(一社)日本社会福祉教育学校連盟が協働で行った.

3) 厚生省(現・厚生労働省)：社会的な援護を要する人々に対する社会福祉のあり方に関する検討会. 2000.
報告書において「全ての人々を孤独や孤立, 排除や摩擦から援護し, 健康で文化的な生活の実現につなげるよう, 社会の構成員として包み支え合う」ことをソーシャル・インクルージョンとしている.

（桂木祥子）

33

当事者支援の実践
—貧困，ハウジングファーストの取り組み—

POINT

- 既存の生活困窮者支援施設は，プライバシーの確保や男女別に分かれているなどの点でLGBTQ当事者にとって利用しづらいという現状がある．
- LGBTQ当事者が生活困窮状態になる背景には，疾病や障害，DV被害などが重複していることが多く，早い段階での適切なサポートにつながりにくい．
- 医療者のジェンダー・センシティビティは，LGBTQ当事者をはじめとするクライエントが悩みや困りごとを相談しやすい環境を促す．

I 住まいを失ったLGBTQ当事者へのサポート

LGBTハウジングファーストを考える会・東京（以下，当会）では，貧困を理由に住まいを失くしたLGBTQ当事者を対象に，2018年末より個室シェルターの運営を通して，社会復帰に向けた居住支援を行っている．一般に，ホームレス状態にある人が利用できる更生施設や無料低額宿泊所は，風呂や食堂などを他の入居者と共有するため，個人のプライバシーが十分に守られる環境にないことが多い．共同生活のなかで，同性からのいじめや暴力を受けた経験のあるゲイやバイセクシュアル男性の当事者が，さらなる嫌がらせを受けたり，トランスジェンダー当事者が自分自身の希望する性別でシェルターに入所できないなど，既存の福祉サービスを利用しにくいという現状がある．また，本人が，自分自身のセクシュアリティを開示していない場合，支援者との信頼関係を構築できず，結果として適切なサポートにつながらなくなるということもある．

こうした状況を改善しようと，LGBTQ当事者の相談支援に携わる団体の有志や専門職が現場の実感を持ち寄る形で集まり，当会の活動が始まった．公的な補助金を受けていないため，市民からの寄付やクラウドファンディングの支援金などをもとに，都内で2部屋のワンルームアパートを借り上げ，個室シェルターとして運営している．

シェルターの利用にあたっては，本人や協働団体[注1]からの相談を受けた段階で，現時

注1：2021年9月の時点では，認定NPO法人ぷれいす東京，NPO法人グッド・エイジング・エールズ，一般社団法人つくろい東京ファンド，カラフル@はーと，クライシスサポートセンターnolb，認定NPO法人SHIP，「よりそいホットライン」セクシュアルマイノリティ専門ライン，NPO法人共生社会をつくるセクシュアル・マイノリティ支援全国ネットワーク，認定NPO法人ReBit，プライドハウス東京の10団体．

点での住まいの有無，セクシュアリティ，経済状況，身近に相談できる人がいるかどうかなどのインテークを行う．その後，面談を経てから，正式に入居サポートが始まる．利用期間は，おおよそ3ヵ月以内としているが，健康状態が悪く長期的に療養する必要がある場合や，次の住まいがすぐにはみつからない場合などには，延長も可能としている．

これまで当会で相談を受け，サポートしてきた人たちの大半は，LGBTQ当事者であることに加えて，精神疾患，薬物依存，HIVの他，DV被害や借金トラブルなど，重複した課題を抱えていた．このようなケースでは，単に住まいが確保されていれば十分というわけではなく，時間をかけて信頼関係を構築しながら，本人がこれからどのように生活していきたいのかを一緒に考えることになる．その過程では，医療や保健サービス，就労支援，法律家などの関係機関との連携が求められることもある．個室シェルターという環境は，本人が自分のペースを取り戻しながら，生活を立て直すための拠点として機能する．

II 貧困の背景にあるもの

LGBTQ当事者が貧困状態となる背景の1つに，本人が自分からSOSを出しにくく，適切なサポートにつながりにくいという事情が考えられる．これまで，当会に寄せられた相談のなかにも，問題が複雑化した状態で，周囲の知人などが状況をみかねて連絡してきたというケースが少なくない．“LGBTQ”という言葉が一般にも認知されるようになった一方で，当事者の大半は，家庭や学校，職場などでは自らのセクシュアリティを開示せずに生活していることが，これまでの調査からも明らかになっている[1, 2]．家族や友人などの親密な関係において秘密や隠しごとを抱えながら日常生活を送ることで，健康面でのさまざまな症状を引き起こしやすくなるとも考えられる．さらに，幼少期や学童期にいじめを受けたり，親との関係が悪化している当事者も少なくない．アメリカで1995年に行われたACE（Adverse Childhood Experiences）研究[3]で，小児期における被虐待や家庭機能不全などの逆境体験が，その後の人生における精神疾患や身体疾患の発症率を高めることが示されている．他者との適切な人間関係を形成する機会を十分に得られないことで，社会生活になじみにくくなるという側面も考えられる．

入居していた生活困窮者自立支援施設で，他の入居者からセクシュアリティに由来するいじめを受けていたAさん（30代，ゲイ男性）は，我慢できなくなり施設を逃げ出した．インターネットを通して当会のことを知り，シェルターの利用につながった．これまでにも，何度か生活困窮状態になったことはあるが，支援者に自分のセクシュアリティを明らかにしたことはなく，不信感を強めて人間関係が途切れてしまうこともあったという．スタッフが同行して，福祉事務所で生活保護をあらためて申請し，個室シェルターで生活を立て直すことになった．当初は本人の不安が強く，コミュニケーションがすれ違うこともあったが，LGBTQ当事者でもあるスタッフが定期的にシェルターを訪問し，メールや電話によるやりとりを重ねるうち，少しずつ本音を話せるようになっていった．また，精神疾患の通院治療や服薬が中断していたため，ジェンダーやセクシュアリティに理解のある精神科クリニックを情報提供し，医療にもつながった．数ヵ月間のシェルター生活とサポートを経て，Aさんはもともとの体力と生活リズムを取り戻すことができ，不動産屋の紹介で近くにアパートをみつけることができた[4)].

Aさんのように，本人がどのような課題を抱えているのか，複雑化していてすぐにはみえないことも多い．このような場合には，LGBTQが置かれているスティグマや差別を構造的にとらえたうえで，マイノリティとしての当事者性を理解することが求められる．

Ⅲ コロナ禍における生活困窮者の状況

2020年から続く新型コロナウイルスの感染拡大と，それに伴う自粛生活や休業の要請は，自営業者やフリーランスの労働者，飲食業従事者を中心として，多くの人々に生活不安を引き起こしている．もちろん，こうした状況はLGBTQ当事者に限ったものではない．だが，精神疾患やHIVなど，とりわけ複数の課題を抱えたダブル・マイノリティにとって，経済情勢の悪化は生活困窮のリスクを高める要因の1つとなる．

Bさん(40代，ゲイ男性)は，地方の企業で管理職として働いていたが，仕事上のストレスから適応障害を発症した．その後，何度か休職を繰り返し，HIVに感染していることもわかった．退職後は，新宿二丁目にあるゲイバーでアルバイトをしていたが，新型コロナウイルスの感染拡大の影響で店が営業できなくなり，収入も激減して家賃が払えなくなった．いったん地方にある実家に帰省したが，ゲイやHIV陽性であることに加えて，コロナ禍で東京からの移住に対する周囲のまなざしも気になり，当会のシェルターに入居しながら生活を立て直すことを決めた．入居後は，すぐに生活保護を申請すると同時に新しい医療機関を受診し，数ヵ月間，シェルターで療養しながら，地域での自立生活に移った[5)].

Bさんのように，かつて管理職として働いていた人であっても，複数の要因が重なることで生活困窮に陥ることがある．当会が，2020年5月にLGBTQ当事者を対象に行ったインターネット調査では，飲食業やマッサージなどを中心に，ダブルワークをすることでギリギリの生活を維持していた人が，副業がなくなることで生計の維持が困難に陥るなどの様子がみられた[6)]．感染の収束がみえないなか，一時的な給付金だけでなく，引き続き生活保護をはじめとするセーフティネットの重要性が高まっている．

Ⅳ ジェンダー・センシティブな医療へ

当会のようなLGBTQ当事者支援を掲げた相談窓口に限らず，一般の医療機関でも多くの当事者がサービスを利用している．だが，相談支援の現場に聞こえてくるLGBTQ当事者の声には，通院している医療機関やデイケアなどで，スタッフに自らのセクシュアリティを開示していないというものが少なくない．もちろん，すべてのケースでカミングアウトが必要とされているわけではない．とはいえ，セクシュアリティに由来するニーズがあるにもかかわらず，それを言語化できずに適切な支援につながらないことや，これまで築いてきた人間関係が崩れることを懸念しているというケースも存在している．クライエントのジェンダーやセクシュアリティに焦点化するだけでなく，支援者や治療者が自分自

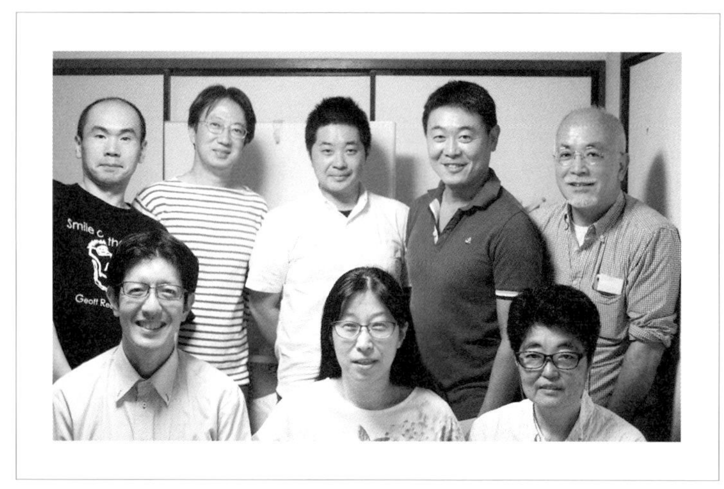

写真　**LGBTハウジングファーストを考える会・東京メンバー**

身のジェンダー規範を問い直すことも大切な視点である．「男らしさ」や「女らしさ」などの固定観念が自明なものとされたり，男女二元論に当てはまらない存在が想定されているかなど，ケアする側のジェンダー・センシティビティ[6)]が，クライエントとの関係性を改善し，「この人にならば相談しても大丈夫」という信頼感をはぐくむうえで役立つかもしれない．

貧困は，単に経済的な困窮を意味する概念にとどまらず，本人の健康状態や人間関係，社会参加の度合いとも密接に関連している．病気や障害によって働けずに収入が得られなくなったり，高齢期に社会的な孤立を招いたりなど，LGBTQ当事者に限らず，さまざまな理由で貧困状態に陥る人が今後増えていくことが予想される．本人のジェンダーやセクシュアリティにかかわらず，悩みや困りごとを安心して医療者に相談できる環境が広がることが，貧困を防ぐセーフティネットとしても機能することを期待したい．

参考文献

1) 平成29年度厚生労働科学研究費補助金エイズ対策政策研究事業「地域においてHIV陽性者と薬物使用者を支援する研究班」（研究代表者：樽井正義）分担研究「MSMの薬物使用・不使用に関わる要因の調査」（研究分担者：生島 嗣）
https://lash.online/wp/wp-content/uploads/2018/02/LASH.pdf

2) 令和元年度厚生労働省委託事業「職場におけるダイバーシティ推進事業 報告書」三菱UFJリサーチ&コンサルティング．
https://www.mhlw.go.jp/content/000625160.pdf

3) Centers for Disease Control and Prevension：Adverse Childhood Experience（ACEs）．
https://www.cdc.gov/violenceprevention/aces/index.html

4) 金井 聡：セクシュアル・マイノリティと貧困．社会福祉研究，141（8）：41-46，2021．

5) 金井 聡：LGBTハウジングファースト ―セクシュアル・マイノリティの貧困という視点から．賃金と社会保障，1769-1770（1）：10-17，2021．

6) LGBTハウジングファーストを考える会・東京：LGBT支援ハウス緊急アンケート～新型コロナウイルスによる仕事や住まいなどへの影響～．2020．
https://lgbthf.tokyo/2020/07/02/386/

7) 宮地尚子（著）：トラウマにふれる ―心的外傷の身体論的転回．金剛出版，東京，47，2020．

（金井 聡）

第 9 章

まとめ

34

結びとして
―医療機関を変えていくためにできること―

ここまでLGBTQの人々のケアについて，エビデンスに基づいた知見，日本の現状，サポートしている現場からの実践知を示していただいた．読者の皆様には，どのようなセクシュアリティの人であっても安心して受診できる環境を作っていくには，「これをすればよい」というフローチャート的な対応では済まないことを理解いただけたのではないだろうか．ハード面を整えるのと同時に，医療者の間で多様なセクシュアリティを尊重するという文化を醸成し，患者個々の背景や要望に合わせて柔軟に対応できる体制を作っていく必要がある．とくに，大きな組織や多様性が理解されにくい地域では，一朝一夕でこのような体制を作っていくのは容易ではないだろう．

そこで最終章では学んだ知識をどう実践につなげていくかのヒントを提示することを目的に，すでにLGBTQの人々のケアについて取り組まれている事例を紹介する．

事例1　大学病院での取り組み

企業や自治体でLGBTQの人々への配慮が進むなか，2021年5月に，学校法人順天堂の小川秀興理事長，順天堂大学医学部附属順天堂医院の髙橋和久院長のリーダーシップにより，順天堂医院に「SOGIをめぐる患者・家族・職員への配慮と対応ワーキンググループ(WG)」が設立された．順天堂医院では，それまでも医療安全機能管理室の川﨑志保理室長を中心に，同性パートナーを家族として位置づける対応を行っており，組織文化として包摂的な素地があった．また，順天堂大学医学部では，医学教育研究室の武田裕子教授が，2015年からゼミの活動としてLGBTQに関する教育を開始していた．ゼミ生が映画会の上映や当事者による講演会を企画・開催する取り組みを行い，学生・教職員に加え，附属病院からも看護部を中心に参加を得ていた．

WGの委員募集には，当事者複数名を含む28名のメンバーが手をあげ，積極的に活動を進めている．まず，多目的トイレにレインボーのモチーフを掲示することから始めた．続いて，関心のある職員への研修会開催，研修修了者への順天堂オリジナルのレインボーバッジの貸与を進めている．患者と接することの多い部門から希望した約90名が研修を終えた時点で，患者の目に留まりやすい総合案内カウンターや入院受付にレインボーフラッグを掲げ，「バッジをつけた職員に安心してご相談ください」という掲示を添えた．同時に，患者や当事者を家族にもつ方などを対象に，メディカル・コンシェルジュにて週に半日のSOGI相談窓口を開設した．その後も，研修を全職員に広げる取り組みを行っている．また，窓口に寄せられた相談内容を基にニーズを明らかにし，順天堂医院に求められる取り組みを検討し，できることから実践している．

■コメント■ 大学病院での画期的な取り組みである．とくに大学病院のような大きな組織では，理事長や院長といった管理者がSOGIに関する医療環境，職場改善に取り組むという姿勢を示し実践に移すことが非常に大きな推進力となる．トップダウンによる指示を現場で実践的な取り組みにつなげていくには，LGBTQの人々のケアに関心をもち，学んでいるキーパーソンが必要である．順天堂医院のWGでは，一人ひとりのSOGIを尊重する，将来的にはバッジもフラッグも不要な社会を実現したいという考えを共有しており，当事者も安心して参加できるものになっている．LGBTQに関する活動のスタッフを募る際には，セクシュアリティを明かしても明かさなくてもいい雰囲気を保ち，当事者でカミングアウトをしたくない人も安全に参加できる環境作りが大切である．逆説的だが，そのような安全な場を提供することによって，カミングアウトもしやすくなるだろう．

事例2 診療所から始まった取り組み[1] (第5項 p.21，第27項 p.140)

千葉県館山市にある亀田ファミリークリニック館山では，2017年にLGBTQの人々のケアに関心のある医師が少人数で集まり，正確な知識を身につけるために英語文献の読み合わせなどを行う有志の勉強会を開始した．亀田ファミリークリニック館山は，医師が20名以上所属し，全体職員は100名を超える大所帯の診療所である．職員に広く啓発を行うために，職員が集まる症例検討会，論文抄読会，院内の勉強会などの場で，有志の会のメンバーがそれぞれ学んだ内容を繰り返し共有した．また看護師を対象とした学習会も開催し，職員の理解を深めていった．さらに，LGBTQに関する絵本やパンフレットを院内の待合室に置く，だれでもトイレにレインボーのモチーフを置くなどの実践的な取り組みを進めていった．

さらに，これらの取り組みはクリニックにとどまらず，学校教育や行政とも連携を行った．地域の学校からの要請で中高生に性教育について話す際には，学校の職員やクリニック内のスタッフと事前に打ち合わせを行い，性の多様性についても話すことができるように準備をした．また，館山市では2018年にLGBTQ支援についての提言が第4期男女共同参画推進プランに盛り込まれた際に，勉強会のメンバーの1人であった医師の坂井雄貴氏が直接市議会議員と連絡をとって連携を図り，男女共同参画推進委員に就任することができた．任期中に医師として市長や委員，市役所職員を対象にLGBTQ支援についての講話や研修会を行った．

亀田ファミリークリニック館山で集まった有志のメンバーは，さらに活動の幅を広げLGBTQの人々のケアに関心のあるクリニック外の医療者ともつながり，日本プライマリ・ケア連合学会での活動を中心に医療者向けに勉強会，ワークショップの開催や原稿執筆などを精力的に行っている．2021年には一般社団法人にじいろドクターズを設立し，日本の医療者に広くLGBTQの健康・医療について適切な知識と態度を学びともに考える機会を提供していくことを目指し精力的に活動を続けている．

■コメント■ 2017年頃，LGBTQと医療に関する日本語の資料は非常に限られていた．そのようななかで手探りではあったものの，興味関心のある複数人数の仲間で学び始めたという点が，現在のにじいろドクターズの活躍につながっていると考えられる．どのような組織であれ，新しい取り組みを始める際には活動をともに進めていくことができる仲間をみつけることが重要である．また，亀田ファミリークリニック館山のメンバーは，医療機関にとどまらず，学校や地方自治体へのアウトリーチを進めていったという点が特筆すべき点であろう．LGBTQの人々の健康格差は，医療機関で適切なケアを提供するだけでは改善できない．医療者の視点からアドボケイトしていくことも重要である．

事例3　院所を超えた取り組み

家庭医である金 弘子氏は，コロナ禍の2020年4月よりLGBTQなどをテーマとしたオンライン勉強会を複数回行い，2020年10月には「だれもが安心して過ごせる医療機関の実装プロジェクト」を開始した．そこでは，LGBTQだけではなく，外国籍，耳が聞こえにくいなどの少数者であることで医療機関へのアクセスが困難な人々の状況を改善するために，医療機関で実現可能なアプローチを考える対話とものづくりを行っている．具体的には，3ヵ月を1クールとして参加者を募り，SNSのコミュニティ機能を用いてLGBTQフレンドリーな医療機関の実装に向けた対話の場を提供し，月3回のオンラインミーティングを行っている．このプロジェクトでは，参加者を医療者に限定せず，全国から参加者を募り，それぞれの現状を共有し，参加者の視点や立場・経験の違いを活かして現場に落とし込むためのノウハウを成果物としてまとめ，実装につなげている．医療機関での実装が，地域に広がっていくことも目指して活動している．

■**コメント**■　金氏の取り組みは，知識から実践へのトランスファーの困難さに焦点を当て，現場を変えていくという実装を人と人との対話の場を生みながら進めていく素晴らしい取り組みである．集まった仲間同士で，実装に際してのバリアや，それぞれの異なるセッティングでの経験から得られた知恵を共有し，現場に持ち帰っている．コロナ禍という医療機関で新しいアクションに後ろ向きになりやすい環境下で，オンラインで全国から人が集まり対話し，実践につなげるという新しい取り組みは，われわれに希望を与えてくれるのではないだろうか．

事例4　川崎医療生活協同組合での取り組み

川崎医療生活協同組合（川医協）には診療所や病院など複数の医療介護系事業所がある．2019年頃より多様なセクシュアリティに関心のある川医協職員の有志のメンバーでダイバシティサークルを作り，学習や対話などを行っている．筆者は2020年度から自身が勤務する川医協の1つの事業所である川崎協同病院で啓発活動，実装を進めていくことを構想していたが，新型コロナウイルス感染症の流行により，新たな取り組みを行うのは困難な状況となってしまった．そこで，ダイバシティサークル主催で，オンラインを用いた多様なセクシュアリティに関する学習会や対話の場を定期的に設け，多様性を受け入れる土壌作りを行っている．川医協の診療所の1つである川崎セツルメント診療所では職員全員を対象としたLGBTQに関する学習会を開催し，希望した職員はレインボーをモチーフとしたアライバッチをネームカードに装着し，問診票の性別欄を変更するといった実践を開始している．

■コメント■ 筆者は，2018年よりLGBTQ当事者の1人であることをカミングアウトし，外部でのLGBTQと医療にかかわる講演会の講師や，原稿執筆などを行ってきた．しかし自身の職場でのカミングアウトは最後となり，病院の環境改善についてはまだほとんど着手できていない．言動不一致であることを恥ずかしく思うが，長年一緒に働いてきた同僚から，万が一拒否的な反応をされたら傷つきそうだという個人的な恐れが，踏み切ることができなかった最大の理由である．幸いにも，LGBTQの人々のケアに関心を抱き，取り組んでくれる仲間がみつかり，自施設での活動のスタートを切ることができた．もし読者のなかに，職場で取り組みを始めたいのだけれど，周りにどう思われるか怖いという方がいるならば，たとえば学習会のテーマとしてLGBTQを取り上げることを職場に提案し，学習会での反応をみて一緒に活動できる仲間をみつけるといったことからはじめられるかもしれない．

4つの事例についてご紹介したが，読者の皆さんの職場のセッティングで，LGBTQの人々のケアに関する医療環境の改善を目指そうとする際には，どのような強み，どのようなバリアがあるだろうか．実践に取り組む際に有用なツールの1つとして，カナダのオンタリオ州にある聖ミカエル病院が公表しているadvocacy tool kitを紹介する[2)]（WHOやUNICEFなどもアドボケイトに関するツールキットを公表しているが，大きな組織向けのツールキットであり，臨床に携わる医療者には，聖ミカエル病院のツールキットがより有用であろう）．ツールキットのなかには，以下の6項目が掲げられている．①課題を同定する，②アライとつながる・連合に参加する・または自分で連合を構築する，③目的と目標を定める，④戦略やツールを選ぶ，⑤自身をどう名乗るかを決める，⑥実施し評価する．職場で実践をしていこうとする際には，まず一緒に活動できる人をみつけ，仲間とディスカッションしながら上記の6項目を考えてみることから始めてみてはいかがだろうか．

最後に，“Nothing about us without us”という言葉を紹介して，締めくくりたい．これは，自立生活運動のなかで生まれ，障害者権利条約の制定過程でスローガンとなった言葉である．LGBTQの人々が受診しやすい医療環境作りを目指すうえでも，このスローガンから学ぶべきことがあるだろう．受診しやすい環境作りを考える際には，医療機関で働く人だけではなく医療機関を利用する人々の声を聞く必要がある．さらに，どのような人であってもすべてのセクシュアリティの経験をすることはできないため，知識を身につけることに加え，さまざまな人と対話を続けていくことが大切である．この書籍が，そのような対話のスタートのきっかけとなり，日本どこでもすべてのセクシュアリティの人々が安心して受診できる日が一日でも早く来ることを，編集者一同願っている．

参考文献

1) 吉田絵理子，坂井雄貴：LGBTQsの人々が安心して医療を受けるために医療従事者が学ぶべきこと．格差時代の医療と社会的処方 病院の入り口に立てない人々を支えるSDH（健康の社会的決定要因）の視点 第1版．武田裕子（編），日本看護協会出版会，東京，130-139，2021．

2) St. Michael's Hospital Academic Family Health Team：Advocacy Tool Kit.
https://fmf.cfpc.ca/wp-content/uploads/2017/10/F175_Introduction-to-System-Level-Advocacy-for-Family-Physicians.pdf

（吉田絵理子）

サポート団体

一般社団法人こどまっぷ

2015年に活動を開始し，2018年に社団法人化した．「LGBTQが子どもを持つ未来を当たり前に選択できる」社会を目指して活動している．仲間が繋がれる場作り，情報共有，司法書士などの専門家による法律勉強会，専門家の紹介，子どもをもつためのパートナー探しの手伝いなどを行っている．また，多様性を知る絵本の出版や，企業や自治体にLGBT親子が存在し認められるファミリーシップを啓発している．全国実態調査や全ての女性が生殖医療を受けられるようにロビー活動も行っている．

ホームページ：https://kodomap.org/

➡11. セクシュアルマイノリティ女性の健康問題とケア（p.60）

にじいろかぞく

『子育てするLGBTとその周辺をゆるやかにつなぐ』をコンセプトに，交流支援（全国で子育てをするLGBT家族を中心にした交流・勉強会など）と，等身大のLGBT家族について知ってもらうための情報発信を中心に活動している．にじいろかぞくも協力し虹色ダイバーシティで発行した「にじいろ子育て手帳」はインターネット上でダウンロードでき，子育てに関わる幅広い年代，子，保護者，教育者など様々な立場での声・情報が記されている．支援のみならず，「「らしさ」や「フツー」にしばられない子育てのヒント」という副題の通り多様な家族を考えることにもつながる一冊．

ホームページ：https://queerfamily.jimdofree.com

Twitter：@nijiiro_kazoku

➡11. セクシュアルマイノリティ女性の健康問題とケア（p.60）

一般社団法人レインボーフォスターケア

「LGBT」×「社会的養護」をテーマに活動しており，育てるLGBT（里親や養親として子どもを養育する）と育てられるLGBT（里親家族や児童養護施設で暮らすLGBTの児童たち）が直面する問題の解決を通じて「多様な大人と多様な子どもと多様な家族が生きやすい社会」の実現を目指している．講演・研修，交流イベント，調査・研究，政策提言を活動として行い，これまでには自治体における「同性カップルの里親」の運用改善に取組み，大阪市での同性カップルの里親認定や東京都の里親認定基準の改正にも寄与してきた．2013年設立，2015年より一般社団法人化．

ホームページ：https://rainbowfostercare.jimdofree.com

Facebook：https://www.facebook.com/一般社団法人レインボーフォスターケア-414890571936033

➡11. セクシュアルマイノリティ女性の健康問題とケア（p.60）

ネクスDSDジャパン：日本性分化疾患患者家族会連絡会

AISやCAH，ロキタンスキー症候群，クラインフェルター症候群，ターナー症候群など，国内外の各種DSDs：体の性の様々な発達（性分化疾患）のサポートグループ，人権支援団体，DSDs専門医療従事者と連携し，DSDsの正しい情報発信（執筆，講演開催など）と，DSDsを持つ子どもたち・人々と家族のサポートを行っている．DSDsの医療知識は大きく進歩している．ぜひネクスDSDジャパンのサイトで最新の情報の確認を．

ホームページ：https://www.nexdsd.com/

Twitter：@nexdsdJAPAN

➡15.DSDs ―体の性のさまざまな発達の新しい理解と臨床―（p.77）

一般社団法人にじーず

にじーずは10代から23歳までのLGBT（かもしれない人を含む）が安心して集まれる居場所づくりを行う一般社団法人．2022年春時点で全国7都市に拠点があり，隔月〜毎月一回の頻度で無料の居場所を提供している．

ホームページ：http://24zzz-lgbt.com/

➡17.子ども・思春期の支援 ―支援者の立場から―（p.92）

にじっこ

15歳までのLGBTやそうかもしれない人と家族のためのグループ．都内で年に数回，交流会を開催している．

ホームページ：https://245family.jimdofree.com

➡17.子ども・思春期の支援 ―支援者の立場から―（p.92）

特定非営利活動法人パープル・ハンズ

2010年活動開始，2013年法人化．「性的マイノリティの老後を考え，つながるNPO」「暮らしと同性パートナーシップの確かな情報センター」をモットーに，40代以上当事者をメインとするお茶会などの開催の他，法律や制度の活用を学ぶライフプラン講座や相談などを実施．また高齢期にかかわるセクター（医療，介護，高齢福祉，後見や葬祭など）への発信にも取り組んでいる．おひとりさまでも，同性ふたりでも，人生の途中で性を変えても，病や障害があっても，最期まで自分らしく暮らす，がテーマ．

ホームページ：http://purple-hands.net（ブログやツイッターもリンクあり）

➡18.老年期のケア（p.96）

Broken Rainbow - japan

LGBTIQAの性暴力被害に特化した政策提言，相談員養成，講師派遣，社会的予防啓発を中心に，LGBTIQAの性暴力サバイバーにとってより生きやすい，差別・偏見・スティグマの無い支援がある社会作りをミッションとする団体．

ホームページ：https://broken-rainbow.jimdofree.com

➡22. LGBTIQAとIPV（p.115）

NPO法人TTSファミリー

「自分らしさを求めて自分らしく生きたい」をモットーに設立．性別不合をはじめとした心の性と身体（戸籍）の性のギャップに悩む当事者，家族など当事者の身近にいる方，医療・教育関係者などを対象に，講座，医師・心理カウンセラーなど専門スタッフによるサポート，家族会などのサポートを行っている．中部地区を中心に活動している．またプライバシーや安全性を守るため会員制としている．

ホームページ：https：//ttsfamily.net/

➡25. 医学教育―医学生，看護学生，すべての医療を学ぶ学生にLGBTQについて教える―（p.130）

NPO法人SHIP

セクシュアルマイノリティの人々が，自分らしく心身共に健康に暮らせる社会，多様性が尊重させる社会の実現を目指し，神奈川を拠点に活動を展開している．コミュニティスペースの運営に加え，健康支援としてHIV・性感染症検査，カウンセリング・電話相談を提供，またネットワーク作りとして各種パンフレット作成，講演活動も行っている．

ホームページ：http：//ship-web.com/

コミュニティスペース：「SHIPにじいろキャビン」水・金・土16～20時，日14～18時

電話相談：「SHIPほっとライン」毎週木曜　19～21時　045-548-3980

➡25. 医学教育―医学生，看護学生，すべての医療を学ぶ学生にLGBTQについて教える―（p.130）

認定NPO法人虹色ダイバーシティ

LGBTQと職場の問題に関して，調査研究，社会教育を行うNPOとして2013年に設立．現在は性のあり方による社会的格差をなくすための活動に領域を広げ，2022年にはプライドセンター大阪を開設予定．

ホームページ：https://nijiirodiversity.jp/

➡26. 職場としての配慮（p.136）

公益社団法人Marriage For All Japan ―結婚の自由をすべての人に

弁護士，アクティビスト，PR専門家などが集まり，同性婚（婚姻の平等）の実現をめざす団体．性のあり方に関わらず，誰もが結婚するかしないかを自由に選択できる社会の実現を目指して，「しゃべろう同性婚」などイベントやセミナー・「結婚の自由をすべての人に訴訟」などの裁判情報の発信・動画コンテンツ配信・映画祭の企画・メディア出演などによる社会啓発，調査研究，立法のための国会議員へのロビイングなどを行っている．

ホームページ：https://www.marriageforall.jp/

お問い合わせ：https://www.marriageforall.jp/contact/ （サイト内，お問い合わせより）

➡28. 法律家の視点 ―人権・アドボカシー―（p.144）

弁護士会の電話相談窓口（東京，大阪，札幌，福岡）

LGBTQに関するあらゆる法律問題について，電話で直接弁護士と話をして相談をすることができます．

東京弁護士会：セクシュアル・マイノリティ電話法律相談

電話番号：03-3581-5515

対応日時：毎月第2木曜日・第4木曜日（祝祭日の場合は翌金曜日）17：00～19：00

大阪弁護士会：弁護士によるLGBTsのための電話相談

電話番号：06-6364-6251

対応日時：毎月第4月曜日　16：00～18：00

札幌弁護士会：にじいろ法律相談

電話番号：080-6090-2216（にじいろ）

対応日時：毎月第2火曜日　17：30～19：30，毎月第4金曜日　11：30～13：30　※祝日はお休み

福岡県弁護士会：LGBT無料電話法律相談

電話番号：070-7655-1698

対応日時：毎月第2木曜日，第4土曜日　12：00～16：00

➡28. 法律家の視点―人権・アドボカシー―（p.144）

NPO法人 LGBTの家族と友人をつなぐ会

LGBTQ＋の子どもを持つ家族や当事者，友人などによる会．2006年創設．未だ社会にある性的少数者への差別，偏見をなくし，どのようなセクシュアリティであろうとも，自分らしく安心して生きられる社会を目指して活動している．

学習会，交流会を全国4拠点（神戸・東京・福岡・名古屋）にて開催．また，行政，教育機関，事業団体などへの講演，啓発活動も行っている．

ホームページ：http://lgbt-family.or.jp/

➡29. 当事者支援の実践 ―家族へのケア・家族への配慮―（p.150）

カラフル@はーと

カラフル@はーとは，LGBTQ当事者で，なおかつ精神疾患・依存症・発達障害などのメンタルヘルスの問題を抱える方々のためのピアサポート団体である．2016年4月に東京都中野区で創立して以来，定期的に自助会（カラフルミーティング）や，医療福祉従事者・一般向けの講演会などのイベントを開催し，メンタルヘルスの問題のある性的マイノリティ，いわゆるダブルマイノリティに当てはまる方々の居場所づくりを行っている．また，HIV予防薬PrEPに関するウェブサイトも運営している．

ホームページ：https://lgbtcath.com

メール：info@lgbtcath.com

ホームページ：https://hiv-prep.tokyo

➡30. 当事者支援の実践 ―複合的マイノリティの視点―（p.154）

認定NPO法人ぷれいす東京

「直接支援」,「啓発・予防」,「研究・研修」を活動の柱として，多様な活動を展開しており，HIV陽性者とパートナー・家族向けのピアサポートや，電話や対面での相談サービスを提供している．また，HIVの予防や感染不安，HIV検査に関する電話相談も提供している．さらに，薬物使用とメンタルヘルス，PrEP，郵送HIV検査を活用した検査勧奨をテーマに研究活動を実施．その経験やノウハウなどをコミュニティに還元している．

ホームページ：https://ptokyo.org/

メール：office@ptokyo.org

➡31. 当事者支援の実践 ―HIV陽性者への支援―（p.158）

Queer and Women's Resource Center

QWRC（くぉーく）は2003年4月にオープンしたLGBTなどの多様な性を生きる人やその周辺にいる人と，女性のためのリソースセンターである．フェミニズムの視点を重視しながら，多様な性のあり方が当たり前に尊重される社会の実現を目指して活動している．交流会，LINE相談，カウンセリング，シェアハウス，研修活動を行っている．

ホームページ：http://qwrc.org

メール：info@qwrc.org

➡32. 当事者支援の実践 ―ソーシャルワークの視点から―（p.163）

LGBTハウジングファーストを考える会・東京

LGBTQや生活困窮者の支援団体やソーシャルワーカーなどの有志によって2018年に設立．市民からの寄付などを財源として，東京都内で2か所のシェルターを運営．安心できる住まいの提供を優先するというハウジングファーストの理念に基づき，貧困などの理由でホームレス状態にあるLGBTQ当事者のサポートに取り組んでいる．これまで寄せられた相談には，精神疾患や障害，依存症，HIV，暴力被害などの重複する課題を抱えているケースが多い．

ホームページ：https://lgbthf.tokyo/

メール：info@lgbthf.tokyo

➡33. 当事者支援の実践 ―貧困，ハウジングファーストの取り組み―（p.167）

よりそいホットライン

一般社団法人　社会的包摂サポートセンターによる相談窓口.

同性愛，性別の違和感，アウティング，カミングアウトなど性的指向や性自認に関することで困っている方に対し，電話やSNSチャットで無料相談を提供している．本人だけではなく，ご家族や学校現場の教職員からの相談も受けつけている．

ホームページ：https://www.since2011.net/yorisoi/n4/

電話番号：0120-278-338（つなぐ，ささえる）
　　岩手・宮城・福島県からは 0120-279-226（つなぐ，つつむ）
　　（24時間・365日）

SNSチャット：https://comarigoto.jp/
　　（返答は水・金・日曜日の16～22時）

➡33. 当事者支援の実践 ―貧困，ハウジングファーストの取り組み―（p.167）

一般社団法人にじいろドクターズ

家庭医療・総合診療を専門にする医師が立ち上げた，LGBTQと医療に関する，情報発信（執筆，講演，ワークショップ開催など）およびピアサポート（医療者・医療系学生が参加する定期開催の「にじドクミーティング」）を活動のベースとした団体．2021年より一般社団法人化．この書籍発行もふくめ日本でのLGBTQと医療に関する情報を充実させ，「すべての人がその人らしく健康に暮らすことができる社会」の実現をめざして今後も活動していく．

ホームページ：https://www.nijiirodoctors.com

メール：nijiirodoctors@gmail.com

➡34. 結びとして ―医療機関を変えていくためにできること―（p.172）

まるっとイクンルーシブ病院の実装プロジェクト

医療機関で働く人，患者・家族らに加え医療機関に関わりが少ない人など，多様なひとたちがオンラインでつながり，2020年10月1日から始めたプロジェクト．知識を具体的な取り組みとすることに焦点をあて，すべての医療機関が，その職員や患者ひとりひとりを‘まるっと’受け入れ包み込むことで，誰もが安心して過ごせる場（インクルーシブ病院）になることを目指す．呼称は，まるクル（取り組みの詳細については，本書「結びとして」事例3を参照）．

活動記録：https://note.com/id_med2020/

メール：id.med.inst2020@gmail.com

➡34. 結びとして ―医療機関を変えていくためにできること―（p.172）

おすすめの映画，書籍，絵本，コミックス（編者，筆者より）

映画

『トランスジェンダーとハリウッド　過去，現在，そして』

原題 Disclosure：Trans Lives on Screen，監督　Sam Feder，日本公開2020年

テレビや映画で繰り返されてきた当事者不在のステレオタイプ・偏見に基づく描写と，それらが当事者に何をもたらしてきたのか．アメリカのドキュメンタリーであるが，日本のエンタメも私達自身も，こうした感性と決して無縁ではない．（杉山由加里）

『最も危険な年』

原題 Most Dangerous Year，監督 Vlada Knowlton，アメリカ製作2018年

偏見や誤った知識が力を持つのはなぜだろう．トランスジェンダーに関する差別的な法案が，アメリカ全土に押し寄せた2016年．自認する性に基づくトイレや更衣室の使用を禁ずる法案に対して，トランスジェンダーの子を持つ親たちが立ち上がった．ドキュメンタリー作品で，登場する子どもたちの姿が教えてくれるものも非常に大きい．（杉山由加里）

『カランコエの花』

監督 中川駿，2018年

「もしかしたらさぁ……うちのクラスにいるんじゃね？」……ある日，自分のクラスで教員が唐突に「LGBTについて」話し始めたら生徒はどう反応するだろうか．支援をしたい気持ちがあらぬ結果を招くこともある．支援の繊細さやプロセスの大切さを考えさせる短編映画．（金久保祐介）

『チョコレートドーナツ』

原題 Any Day Now，監督 Travis Fine，日本公開2014年

ネグレクトを経験したダウン症の少年と，ゲイのカップル．3人での生活を通して，少年は健やかさを取り戻していく．今よりも同性愛者への差別が厳しい時代を背景に，家族とは何かを問いかける物語．（杉山由加里）

『ミルク』

原題 Milk，監督 Gus Van Sant，日本公開2009年

アメリカにおいて同性愛者に対し根強い差別があった1977年に，ゲイであることを公表し，カルフォルニア州サンフランシスコ市の市政執行委員に当選したハーヴェイ・ミルクの伝記映画．現代につながる同性愛者の権利運動が，どのような背景の中で，どんな人々によって生み出されたのかを知ることができる．（吉田絵理子）

『彼らが本気で編むときは，』

監督 荻上直子，2017年

2017年公開の日本映画．医学部の授業で紹介するのは，トランスジェンダーの女性，リンコさんが救急で入院して，パートナーのマキオさん「彼女は女性です．女性部屋に移してください」，看護師さん「でも性別は男性ですので」という場面だけだが，マキオさんの姪で一緒に暮らすことになった小学生のトモさんがリンコさんを受け入れていく毎日の様子や，マキオさんの何気ない一言に心打たれる．「彼らが本気で」編んでいるものは何だろう．

（青木昭子）

『パーフェクト・ノーマル・ファミリー』

原題 En helt almindelig familie，監督 Malou Reymann，日本公開 2021年

2020年製作のデンマークの映画で，2021年12月に日本にて公開された．11歳のサッカー少女エマが主人公．大好きなパパが，突然「女性として生きてきたい」と宣言し，名前も姿も変えて，ママと離婚して家を離れる．1990年代後半のデンマークの様子が興味深いだけでなく，11歳の時に父親が女性になった経験を持つライマン監督の自伝的作品である．

（青木昭子）

書籍

『先生と親のためのLGBTガイド　もしあなたがカミングアウトされたなら』

遠藤まめた 著，合同出版，2016年

本書の第17項をご執筆いただいた一般社団法人にじーず代表の遠藤まめたさんの著書．子どもや若者に関わるすべての皆様に，まずお勧めしたい．子どもたちのリアルな声をベースに，身につけておきたい標準的な知識や考え方，コミュニケーションのヒントが分りやすく述べられている．

（杉山由加里）

『虹色チェンジメーカー　LGBTQ視点が職場と社会を変える』

村木真紀 著，小学館，2020年

本書の第26項でお話いただいた認定NPO法人虹色ダイバーシティ代表の村木真紀氏の著書．前半は村木氏のライフヒストリー，後半は企業でのLGBTQ施策についてのレクチャーが書かれている．新書であり，読みやすい．管理職の人には一読をお勧めしたい．

（吉田絵理子）

『性別違和・性別不合へ　性同一性障害から何が変わったか』

針間克己 著，緑風出版，2019年

本書の編集者の1人である針間克己氏の著書．トランスジェンダーと医療の歴史についてわかりやすくまとめられている．どのような考えをもとに，性同一性障害が，性別違和および性別不合という概念に変わったのかについて丁寧に解説されている．また法律上の

課題についても解説されている．医療機関でトランスジェンダーの方の診療に関わる医療者がトランスジェンダー，性別違和，性別不合といった概念を正確に理解するには，最良の書籍である．（吉田絵理子）

『LGBTを読みとくークィア・スタディーズ入門』

森山至貴 著，筑摩書房，2017年

LGBTの基本的な歴史をおさらいし，1990年代以降に誕生したクィア・スタディーズの考え方の基礎を紹介する一冊．セクシュアルマイノリティ間の差異を踏まえた丁寧で膨らみのある視点が学べる．巻末の読書案内もおすすめ．（金久保祐介）

『同性愛と異性愛』

風間 孝・川口和也 著，岩波出版，2010年

日本で同性愛者が生きるとはどういうことか，何がどのように変化したら生きやすい社会が実現するのかを考えさせられる一冊．第28項でも取り上げられた「府中青年の家事件」についても，まさに事件を経験した当事者かつ社会運動の立役者の視点からありありと記述されており，日本における歴史と文脈の移り変わりを味わうことができる．

（金久保祐介）

『見えない性的指向　アセクシュアルのすべて―誰にも性的魅力を感じない私たちについて』

ジュリー・ソンドラ・デッカー 著，上田勢子 訳，明石書店，2019年

本書では詳細な各論に触れられなかったが，他者に性的魅力を感じないという性のあり方も存在する．アセクシュアルにつき理解を深めるための入り口の一冊．（金久保祐介）

『「ふつう」ってなんだ？LGBTについて知る本』

殿ヶ谷美由記 著，ReBit 監，学研プラス，2018年

すべての漢字にルビがふられており，小学生でも読むことができる．イラストや漫画が使われていてわかりやすい．セクシュアリティについての説明だけではなく，名前や写真つきでのインタビューが掲載されていて，様々な考え方や感じ方があることが実感できる．大人が読んでも学ぶことが多く，すべての小中学校に置いて欲しい一冊．（吉田絵理子）

当事者やその大切な人たちのストーリー，ナラティブに触れたい方へ

『カミングアウトレターズ：子どもと親，生徒と教師の往復書簡』

RYOJI，砂川秀樹 編，太郎次郎社，2007年

7組のカミングアウトをした側（子ども）とされた側（親，教師）の往復書簡を通じたやり

とり．カミングアウトがその瞬間だけでなく，その後も互いのあり方・関わり方に影響を与え，響き合う行為であることがよく伝わる．双方の言葉・ストーリーに触れられ，全体を通した編者の言葉もある貴重な本．（久保田希）

『百合のリアル　増補版』

牧村朝子 著，小学館，2015年

レズビアンを公表し活動するタレントの牧村さんの本．まだ日本ではLGBTQ，レズビアンという言葉が一般的に伝わらない時期にあえて「百合」という言葉をタイトルに選んだ本に大幅な加筆修正を行って出版．対話を大事にしたいという著者の思いが現れる，架空の若者たちと教師が対話を通じてセクシュアリティについて学ぶ．情報量も本人のストーリーも読む部分が多く，学べるが，ただの教本ではなく，「あなたとわたしであるため」という言葉がじんわりと伝わる素敵な本．（久保田希）

『同居人の美少女がレズビアンだった件』

小池みき 著　牧村朝子 監，イースト・プレス，2015年

上述の本の出版裏話も掲載されたコマ漫画形式の本．こちらはシェアハウスの同居人の視点でセクシュアリティの理解が進むストーリーが自然な描写で丁寧に描かれ，フランスのパートナーや家族などを通じて社会制度についての記載もある．気軽に触れるのにハードルが低くて読後感もよく，タイトルの「だった」にも意味が込められているなど，その後の学びに繋がりそうな本．（久保田希）

『ボクの彼氏はどこにいる？』

石川大我 著，講談社，2002年

ゲイを公表し衆議院議員となった石川さんの自伝．LGBTQの人々に出会ったことがない，実際には何に困るんだろう，と感じている方にぜひ読んでもらいたい．日々の生活の中で異性愛規範の社会の重圧を感じて過ごしているかがリアルに記述され，特に学童〜思春期の「自己肯定感」との関連部分は必読と感じる本．（久保田希）

『元女子高生，パパになる』

杉山文野 著，文藝春秋，2020年

トランスジェンダーを公表して社会活動を行う杉山さんの前著「ダブルハッピネス」に続く自伝．ここ数年の社会の動き，LGBTQの人々と就職・職場環境について，家族との葛藤，子どもを持つことと医療機関での経験など，様々な点が言語化されており学びになる．社会の「ふつう」を問うまえがきから始まり，読むそれぞれにメッセージが届く本．

（久保田希）

絵本

『タンタンタンゴはパパふたり』

ジャスティン・リチャードソン，ピーター・パーネル 文

ヘンリー・コール 絵

尾辻かな子，前田和男 訳，ポット出版，2008年

ニューヨークにあるセントラル・パーク動物園で，オスのペンギン2匹がカップルとなり，卵を温めて子育てをした実話をもとに作られた絵本．愛や家族にはいろいろな形があることを学ぶことできる．（吉田絵理子）

『くまのトーマスはおんなのこ　ジェンダーとゆうじょうについてのやさしいおはなし』

ジェシカ・ウォルトン 作

ドゥーガル・マクファーソン 絵

川村安紗子 訳，ポット出版プラス，2016年

作者のジェシカの父親が男性から女性に性別移行したことをきっかけに，ジェシカは自分の息子に読み聞かせできるトランスジェンダーをテーマとした本が欲しいと思い立ち，クラウドファンディングで資金を集めて出版した絵本である．子ども2人とクマのぬいぐるみとの交流の中に，性別違和について描かれており，小さな子でも理解できる内容になっている．（吉田絵理子）

コミックス

『うちの息子はたぶんゲイ』

おくら 著，スクウェア・エニックス

一生懸命ニガテなウソをつく息子だが，母にはわかる．そして，そんな息子が本当にかわいいのだ．ありがちな無意識の偏見や無理解が作中に描かれるが，根底には母の愛情があり，安心して読める作品．（金久保祐介）

『きのう何食べた？』

よしながふみ 著，講談社

弁護士として働くシロさんと，美容師として働くケンジ．二人が一緒に暮らす毎日の食卓で，丁寧に作られる食事とともに何気ない日常が過ぎていく．壮年から中年にさしかかる，同性カップルの日常生活を描いたこの作品は，どこにでもある日常でありながらも，誰しもが経験する食卓を中心に据え，日本のゲイ男性のありふれた人生を丁寧に描いている．（坂井雄貴）

『青のフラッグ』

KAITO 著，集英社

相手のことが好き．相手のことを大切にしたい．ただそれだけなのに，こんなにも苦しい．選択と決断の岐路に立たされる高3の青春を描いた作品．（金久保祐介）

さらに学びたい人向けの医学系の書籍・文献・ガイドライン

『Lesbian, Gay, Bisexual, and Transgender Healthcare：A Clinical Guide to Preventive, Primary, and Specialist Care』

Kristen L. Eckstrand, Jesse M. Ehrenfeld, Springer, 2016

LGBTQの人々の健康に関して，これまで分かっていることがまとめられた教科書．項立てが分かりやすく，記載が端的であり，必要な情報にアクセスしやすい．

『トランスセクシュアル，トランスジェンダー，ジェンダーに非同調な人々のためのケア基準』

第7版，世界トランスジェンダー・ヘルス専門家協会（WPATH発行）

https://www.wpath.org/media/cms/Documents/SOC%20v7/SOC%20V7_Japanese.pdf
〈2021年8月11日アクセス〉

学術的な国際的専門家組織であるWPATHの発行する医療者に受けたガイダンスの日本語版．トランスジェンダーの人々の医療的ケアに関して分からないことがあれば，まずこのガイダンスを調べるとよい．

『Recommended Curriculum Guidelines for Family Medicine Residents Lesbian, Gay, Bisexual, Transgender, Queer/Questioning, and Asexula Health』

American Academy of Family Physicians.

https://www.aafp.org/dam/AAFP/documents/medical_education_residency/program_directors/Reprint289D_LGBT.pdf 〈2021年8月14日アクセス〉

アメリカ家庭医療学会による家庭医のレジデント向けのカリキュラムガイドライン．LGBTQの人々のケアに際して，どのようなコンピテンシーを身につける必要があるかがわかる．

『Implementing Curricular and Institutional Climate Changes to Improve Health Care for Individuals Who are LGBT, Gender Noncoforming, or Born with DSD：A Resource for Medical Educators』

Association of America Medical Colleges

https://store.aamc.org/implementing-curricular-and-institutional-climate-changes-to-improve-health-care-for-individuals-who-are-lgbt-gender-nonconforming-or-born-with-dsd-a-resource-for-medical-educators.html 〈2021年8月14日アクセス〉

アメリカ医科大学協会によるLGBTQとDSDsについての医学教育に関するカリキュラムガイドライン．LGBTQをテーマとした医学教育のカリキュラム作成に役立つ．

『性同一性障害に関する診断と治療のガイドライン第４版改』

日本精神神経学会　性同一性障害に関する委員会

性別不合の診断基準や，二次性徴抑制療法を含むホルモン療法や性別適合手術を行う際の条件などが記載されおり，トランスジェンダーの診療に携わる医師は必読である．

https://www.jspn.or.jp/uploads/uploads/files/activity/gid_guideline_no4_20180120.pdf
〈2021年8月14日アクセス〉

索引

数字・欧文

※**太字**は項目としてメインで取り上げているページ

あ 行

か 行

※**太字**は項目としてメインで取り上げているページ

さ 行

※**太字**は項目としてメインで取り上げているページ

た 行

な 行

※**太字**は項目としてメインで取り上げているページ

は 行

ま 行

や 行

ら 行

わ 行

※**太字**は項目としてメインで取り上げているページ

編者略歴

総編集

吉田絵理子

2007年　大阪大学医学部医学科卒業
2017年　東京慈恵会医科大学 総合医科学研究センター 臨床疫学研究部 社会人大学院入学
2018年　川崎医療生活協同組合 川崎協同病院 総合診療科 科長
2021年　一般社団法人 にじいろドクターズ 理事，現在に至る

編集

針間克己

1990年　東京大学医学部医学科卒業
1996年　東京大学医学部大学院博士課程修了（医学博士）
　　　　東京家庭裁判所医務室等を経て
2008年　はりまメンタルクリニック開院，現在に至る
日本性科学学会理事長．GID（性同一性障害）学会第20回大会学会長．日本精神神経学会「性別不合に関する委員会」委員．The World Professional Association for Transgender Health（WPATH）会員．

金久保祐介

2015年　東京大学医学部医学科卒業
2017年　医療法人鉄蕉会 亀田ファミリークリニック館山 家庭医診療科 医員
2021年　東京慈恵会医科大学 総合医科学研究センター 臨床疫学研究部 社会人大学院入学
2021年　一般社団法人 にじいろドクターズ 理事，現在に至る

久保田 希

2013年　広島大学医学部医学科卒業
2015年　医療法人鉄蕉会 亀田ファミリークリニック館山 家庭医診療科 医員
2021年　一般社団法人 にじいろドクターズ 理事，現在に至る

坂井雄貴

2014年　群馬大学医学部医学科卒業
2016年　医療法人鉄蕉会 亀田ファミリークリニック館山 家庭医診療科 医員
2020年　医療法人社団オレンジ ほっちのロッヂの診療所
2021年　一般社団法人 にじいろドクターズ 代表理事，現在に至る

山下洋充

2012年　広島大学医学部医学科卒業
2014年　医療法人鉄蕉会 亀田ファミリークリニック館山 家庭医診療科 医員
2020年　京都大学大学院医学研究科社会健康医学系専攻 専門職学位課程卒業
2020年　河北ファミリークリニック南阿佐谷 家庭医療科 医員
2021年　一般社団法人 にじいろドクターズ 理事，現在に至る

医療者のためのLGBTQ講座

2022年 5 月 1 日　1版1刷　©2022
2023年 3 月30日　　　2刷

総編集
吉田絵理子

編　者
針間克己　金久保祐介　久保田 希
坂井雄貴　山下洋充

発行者
株式会社 南山堂　代表者 鈴木幹太
〒113-0034　東京都文京区湯島 4-1-11
TEL 代表 03-5689-7850　www.nanzando.com

ISBN 978-4-525-21291-9

JCOPY ＜出版者著作権管理機構 委託出版物＞
複製を行う場合はそのつど事前に(一社)出版者著作権管理機構(電話03-5244-5088, FAX 03-5244-5089, e-mail: info@jcopy.or.jp)の許諾を得るようお願いいたします.

本書の内容を無断で複製することは，著作権法上での例外を除き禁じられています．また，代行業者等の第三者に依頼してスキャニング，デジタルデータ化を行うことは認められておりません．